KNLE
정신간호학

Power Manual of Psychiatric Nursing

김연희 외 엮음 | 5th Edition

Nursing Power Manual은...

    간호학은 인간의 신체적·정신적·사회적, 영적 건강을 추구하는 학문으로서, 인간과 생명의 존중을 실현하고 국가와 인류 사회에 공헌하는 간호 전문인을 양성하는 것을 목적으로 합니다. 21세기에 접어들면서 건강에 관한 사회적 관심은 더욱 증대되고 있고, 그에 따라 간호학의 중요성도 강조되고 있습니다.
    간호학의 범위는 실로 방대하여 간호학을 공부하는 학생들의 입장에서 볼 때 어디서부터, 어떤 부분을, 어떻게 정리해야 할 지, 난감한 경험들이 있을 것입니다.
    따라서 간호학을 공부한 선배로서 환자를 돌보는데 있어 꼭 필요한 내용을 보다 이해하기 쉽고 빠르게 숙지할 수 있는 매뉴얼이 필요하다는 것을 간호 현장에서 절실하게 느껴 간호대생들이 이해하기 쉽도록 편집하고, 나름대로의 순서를 재배열하거나 접근법을 달리하여 설명한 내용들을 수 년 동안에 걸친 노력이 결실을 맺어 그 결과를 후배들과 나누게 된 것이 어린애가 된 것 마냥 얼마나 기쁜지 모르겠습니다. 스스로 공부하면서 이 표와 그림은 이러이러했으면 더 이해하기 쉬울 텐데라고 아쉬움을 느꼈던 적이 있는 부분은 이 책에서는 새로운 모습으로 여러분을 찾아갑니다. 몇 가지 사항을 거론하자면 다음과 같습니다.
    질환의 진단 및 치료, 간호중재에 대한 이해를 돕기 위해 다양한 그림 등을 추가하였으며, 중요 요점에 대한 강조, 그리고 각 문제에 대한 해설을 꼼꼼히 덧붙이는 등 시험을 준비하는 학생의 입장을 최대한 고려했다는 점이 기존의 참고서와는 다른 강점입니다.

- 개정 5판 Power manual의 구성 -

첫째, 이해하기 쉬운 용어를 기술하였고, 풍부한 컬러 그림과 알고리즘 및 표를 삽입하여 학습의 효율과 이해도를 높이도록 하였습니다.
둘째, 암기가 필요한 경우 주요 point를 별도로 표시해 암기의 부담감을 줄여드리려 노력하였고, 출제년도 등을 표시하여 중요 출제 포인트를 잡도록 해두었습니다.
셋째, 부분부분 정리가 필요하다고 생각되는 부분은 별도의 글상자에 정리하여 한 눈에 대략적인 감을 가지고 암기할 수 있도록 배려하였습니다.
넷째, 어디까지나 교과서가 아닌 참고서 및 정리집이라는 점에 어긋나지 않도록 내용을 일목요연하고 간략하게 정리하는데 중점을 두었습니다.

    하나의 학문에 대해 깊이 이해하고 학습하는 최상의 정도는 단연 교과서를 정독하는 것이라 할 수 있겠습니다. 하지만 공부해야 할 양은 방대하고 주어진 시간은 촉박한 간호대 학생들에게 그것은 이상적이되 비현실적인 방법이 아닐까 합니다. 그러한 간호대생들에게 이 책이 이상과 현실의 괴리를 다소간이나마 줄여 줄 수 있는 실마리가 될 수 있기를 바라는 마음 간절하기 그지없습니다.

    끝으로 부족한 저를 옆에서 격려해 주신 여러 지도교수님들께 글로는 다할 수 없을 깊은 감사를 드리며, 예당북스 여러 직원분들께도 심심한 사의를 표합니다. 모쪼록 쥐어짜내는 듯한 노력과 각오로 일구어진 이 책이 여러 간호대생들께 작지만 밝은 길잡이가 될 수 있기를 간곡히 바랍니다.

2013년 2월

\\\ chapter별 예상 출제 문항 수 \\\

chapter	문항 수
❶ 정신건강간호의 이해	2
❷ 인간의 정신·심리적 이해	5
❸ 치료적 인간관계와 의사소통	4
❹ 사고장애	9
❺ 기분장애	4
❻ 불안장애	4
❼ 신체형 장애 및 인격장애	3
❽ 성적장애 및 물질관련장애	3
❾ 치매, 섬망, 기억 및 인지 장애	2
❿ 섭식장애와 수면장애	2
⓫ 발달장애 및 행동장애	2
계	40

정신간호학

제1장 | 정신건강 간호의 이해 ... 11

정신간호의 기본 개념 ... 11
정신간호의 역사 ... 14
정신간호 이론적 모형 ... 19
정신간호 과정 ... 24
단원 예상문제 ... 31

제2장 | 인간의 이해 ... 39

인간의 이해 ... 39
단원 예상문제 ... 49

제3장 | 치료적 인간관계와 의사소통 ... 57

치료적 인간관계 ... 57
치료적 의사소통 ... 66
단원 예상문제 ... 75

제4장 | 사고장애(Thingking disorder) ... 89

사고장애 ... 89
정신분열병(Schizophrenia) ... 93
단원 예상문제 ... 105

제5장 | 기분장애(mood disorder) ... 111

기분장애 ... 111
단원 예상문제 ... 119

제6장 | 불안장애(anxiety disorder) ... 125

불안장애 ... 125
단원 예상문제 ... 133

제 7 장	신체형 장애(Somatodform disorder) 및 인격장애(Personality disorder)	139

신체형 장애 139
인격장애(Personality disorder ; Pd) 143
단원 예상문제 149

제 8 장	성장애(Sexual disorder)와 물질관련 장애(Substance-related disorder)	159

성장애 159
물질관련 장애 162
단원 예상문제 167

제 9 장	치매(dementia), 섬망(delirium), 기억 및 인지장애(amnestic and other cognitive disorder)	173

치매, 섬망, 기억 및 인지장애 173
단원 예상문제 177

제 10 장	섭식장애(eating disorder)와 수면장애(sleep disorder)	183

섭식장애 183
수면장애 187
단원 예상문제 189

제 11 장	발달장애(developmental disorder) 및 행동장애(behavior disorder)	197

발달장애 197
행동장애 201
단원 예상문제 205

Nursing Power Manual

CHAPTER 제1장

정신건강 간호의 이해

정신간호의 기본 개념	11
정신간호의 역사	14
정신간호 이론적 모형	19
정신간호 과정	24
단원 예상문제	31

제 1 장
정신건강 간호의 이해

01 정신간호의 기본 개념

학습목표
1. 정신간호의 정의를 이해한다.
2. 정신건강의 평가기준을 적용한다. ★★
3. 정신건강증진 및 예방에 관하여 파악한다. ★★★★
4. 지역사회 건강의 정의를 이해한다. ★★

1 정의

- 병적인 생각에 사로잡혀 고통을 당하고 있는 사람이나 건강하게 정상적인 삶을 사는데 지장이 있는 성격 장애를 나타내는 사람을 돕는 것

2 정신건강 평가 기준(Marie Jahoda) 기출 04,07

1) 자신에 대한 긍정적 태도
  - 자기 자신을 하나의 인간으로서 수용하고 자기의 욕구와 행동을 알며, 자신에 관해 객관적으로 인식할 수 있는 것

2) 성장, 발달, 자기실현
  - 자신의 잠재력을 개발하여 실현하고 새로운 성장과 발달, 도전할 수 있어야 함.

  (1) 메슬로우 : 자기실현을 한 사람들이 나타내는 15가지 기본성격 특성
  (2) 로저스 : 자기 성장과 성취를 하는 사람의 7가지 필수적 성격 특성

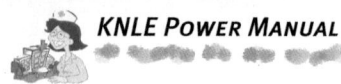

【 인간의 잠재력 개발과 실현에 대한 이론 】

메슬로우의 "자아를 실현하는 사람"	로저스의 "충분히 기능하는 사람"
1. 현실에 대한 적절한 지각 2. 자기와 타인 그리고 인간본성에 대한 수용력 3. 자발성 4. 문제해결에 집중할 수 있는 노력 5. 프라이버시에 대한 욕구 6. 고도의 자율성과 독립성 7. 늘 새로운 사물에 대한 인식과 이해 8. 삶을 가치있고 풍요롭게 하는 신비한 경험이나 절정 경험 9. 인류에 대한 동일 시 10. 만족스러운 대인관계수립 능력 11. 민주적 성격구조 12. 강한 윤리감 13. 유모어 감각 14. 창조성 15. 규율, 법률, 관습, 규칙 등에 저항	1. 자기에 진실하지 않는 허울에 관심이 없다. 2. 자기가 무엇이 되어야하는지에 대한 타인의 기대에 관심이 없다. 3. 자기에게 인위적 목표를 부과하는 타인들을 즐겁게 하려하지 않는다. 4. 자율적, 자기 지향적이며, 책임감이 높다. 5. 자기의 잠재력을 개발하고 변화에 개방적이다. 6. 자기 개방적이고 타인의 생활에도 개방적이다. 7. 자신을 신뢰하고 존중하며, 용감하게 자신을 새로운 방식으로 표현한다.

3) 통합력
   - 개인의 내적, 외적 갈등 및 욕동과 기분 및 정서의 조절 간에 균형을 이루는지 여부

4) 자율성
   - 결정과 행동을 스스로 조절하는 개인의 능력

5) 자기 결정
   - 의존과 독립의 조화, 자기 행동 결과의 수용

6) 현실지각
   - 주위를 어떻게 파악하고 그에 대해 어떻게 움직이는가 하는 것

7) 환경의 지배
   - 정신적으로 건강한 사회에서 인정하는 역할에 성공적으로 기능을 하고 세상에 효율적으로 대처하며, 인생문제를 잘 해결하고 삶에 만족을 얻는 것

제 1 장 정신건강 간호의 이해

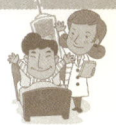

3 정신건강증진 및 예방   기출 99,01,02,03,04,06

1) 1차 예방
(1) 정신질환의 발생과 새로운 질병의 사례 발생을 감소시키는 것
(2) 목표
   ① 스트레스원을 피하거나 보다 적응적으로 대처하도록 도움.
   ② 자원, 정책, 환경의 요소들을 변화시킴으로써 더 이상 스트레스를 야기하지 않게 할 뿐만 아니라 건강 기능을 향상시키도록 함.
(3) 1차 건강관리기관 (정신건강증진) 및 프로그램
   - 보건소 및 보건지소, 보건진료소, 정신과 외래 및 응급실, 각 급 학교 아동 및 청소년 상담기관, 위기센터, 자살예방센터에서는 질병예방, 사회 환경적 요인 관리, 위기중재, 퇴직자 상담, 결손가족관리, 가족관계상담, 결혼상담, 소년원 어린이 상담, 집단정신요법, 자조 그룹, 학교지지, 부모교육 및 훈련, 지역사회 정신건강교육 프로그램을 운영

2) 2차 예방
(1) 현존하는 질병 사례의 수를 감소시킴으로써 정신질환의 유병률을 감소시킴.
(2) 2차 건강관리기관 및 프로그램
   - 조기발견, 조기치료, 응급전화, 24시간 응급실 운영, 위기관리팀의 가정방문 시 상태평가, 위기중재 이론의 도입 및 적용, 개인 및 가족상담, 응급으로 기거할 수 있는 장소 제공 및 입원 가능한 지역사회를 활용

3) 3차 예방
(1) 재활활동을 통한 정신 장애의 정도를 감소시키는 활동
(2) 3차 건강관리기관 및 프로그램
   - 낮 병원, 밤 병원, 재활병원, 정신요양원, 양로원, 정신지체 특수학교, 사회복지시설, 정신보건센터에서는 추후관리와 재활, 약물관리, 사회기술훈련, 개인 및 가족상담, 자조 그룹, 직업훈련, 재정적 지원 및 상담, 지역사회거주 프로그램 개발, 방문 간호 및 사례관리를 하는 사회생활 적응을 관리

4 지역사회 정신건강

- 대상이 단순한 개인이 아니라 환경 내에서 상호작용하는 개인에게 초점을 두며, 병원뿐 아니라 병원밖이나 대상자 가정, 대상자가 살고 있는 지역사회에서 정신건강프로그램을 제공하는 것, 정신건강을 목적으로 지역사회에서 행해지는 모든 활동을 의미함.

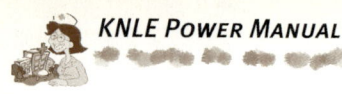

02 정신간호의 역사

1. 정신질환 치료의 역사를 설명한다. ★★
2. 한국 정신간호의 역사를 이해한다. ★

1 정신질환 치료의 역사 기출 2010

1) 원시 기출 00
(1) 비정상적인 행동, 말 → 초자연적 힘
(2) 정신질환의 원인 : 사악한 영혼, 신의 벌, 악마, 귀신
(3) 정신질환의 치료 : 굿, 부적, 주문, 기도, 귀신 쫓기 (마술적, 종교적 의식으로 나타남.)

2) 고대(그리스-로마시대 = 초기 문명시대)
(1) **정신질환에 대한 고대 기록**
  - 이집트의 파피루스, 고대 인도의 베대경전, 고대 중국의 의학서, 구약성서 신명기
  ① 파피루스
    a. 정신장애는 사악한 영혼에 의해 발생
    b. 노인성 퇴행증, 알코올 중독, 우울증, 히스테리에 대해 기술
  ② 임호텝 : 신부의사, 인간의 죄와 질병 치료를 동시에 해결
(2) **그리스-로마 시대**
  ① 히포크라테스(Hippocrates, 기원전 460~375)
    a. 정신질환의 병리 : 뇌의 열, 냉, 건, 습
    b. 형태 : 흥분 상태(mania), 우울증(melancholia), 괴상한 행동(phrenitis)
    c. 과학적으로 정신의학에 접근
    d. 정신병이 초자연적 현상이 아님을 밝힘.
    e. 인간의 기질 : 다혈질, 담즙질, 우울질, 점액질의 4가지로 구분
  ② 플라토(Plato, 기원전 427~347)
    - 건강은 정신과 육체의 조화에서 이루어짐. → 정신건강 개념의 선구적 역할
  ③ 애스클레피아데스(Asclepiades)
    a. 정신장애는 감정의 장애 때문이라 믿음
    b. 정신질환의 급성과 만성, 착각과 망상 구분
  ④ 갈렌(Gallen, 130~200)
    a. 그리스의 체액설 로마에 보급

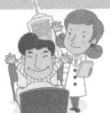

제 1 장 정신건강 간호의 이해

　　　b. 신경계의 해부와 생리를 연구하고 지능, 감정, 기억의 중심부가 뇌라고 지적
　　　c. 뇌의 구조 설명
　　　d. 정신질환에서 가족의 중요성 강조

3) 중세와 르네상스 시대
　(1) A.D. 479년 로마제국의 멸망 → 정신의학의 쇠퇴기 초래
　(2) 정신질환자의 수난시대, 미신의 시대(환자를 연기에 그을림, 족쇄, 매질, 굶김), 마법 성행
　(3) 정신질환자 : 마귀, 귀신에 사로잡힌 사람, 마녀 → 대부분이 여성
　　　(마녀재판, 종교재판을 통해 화형, 처형)
　(4) **정신의학자**
　　① 라제스
　　　a. 바그다드병원 원장(중동지방, 705년)
　　　b. 종합병원에 최초로 정신과 병동 개설
　　② 요한 웨이어(Johann Weyer)
　　　a. 마녀가 정신병 질환임을 밝힘.
　　　b. 최초로 귀신학에서 심리학 분리
　　　c. 근대정신의학의 창시자
　　③ 파라셀서스(Paracelsus)
　　　a. 정신병은 귀신에 의해 생기는 것이 아니라 자연의 원인으로 생기는 병이라 함.
　　　b. 신체자력(현재, 최면술) 주장
　(5) 프랑스혁명 : 정신질환자의 인간적 권리가 강조된 것
　(6) 종교개혁에 즈음하여 정신질환자가 귀신과 같은 초자연적 힘 때문이 아니라 일반적 질병과 마찬가지로 자연적 질병임을 주장

4) 17, 18세기
　(1) 17세기 중반 → 사회 질서 유지 위해 수용소 설립
　　① 가난한 자, 부랑자, 거지 등을 수용 (대부분 창녀, 정신병자, 동성애자, 불구자, 노인, 범법자 등) → 정신질환자들에게 쇠사슬 이용
　　② 1657년 파리 → 정신질환자에게 쇠사슬을 사용
　　③ 남성은 비세트르(Bicetre), 여성은 살페트리에르(Salpetrie’re) → 집단수용소
　(2) 18세기 → 프랑스 혁명과 계몽철학의 영향. 정신의학은 독립된 학문으로 탄생
　　① 정신질환자 수용소에서는 환자의 처우가 인도주의적으로 개선
　　② 정신병의 심인론과 함께 정신치료가 발전된 시대

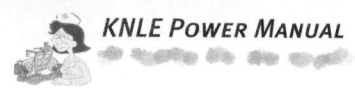

(3) 정신의학자

① 피넬(Phillippe Pinel, 1745~1826) 기출 04
   a. 1789년 파리 비세트르 병원에서 정신질환자의 쇠사슬을 풀어 주고 수용소를 개혁하여 인도주의적 치료 도입
   b. 처벌 대신 햇빛과 신선한 공기, 깨끗한 환경, 작업치료와 산책
   c. 정신병을 일으킬 수 있는 심리적·사회적 요인 기술

② 튜크(William Tuke, 1732~1822)
   a. 요크보호소(York Reetreat) 설립
   b. 인간적인 치료 시작

③ 러시(Benjamin Rush, 1745~1813)
   a. 미국 최초의 정신병원인 펜실베니아 주립병원에서 30년 동안 인도적인 치료 시행
   b. 의사 - 환자 관계 중요 시
   c. 미국 정신 의학의 아버지
   d. 산업혁명의 결과 급속한 도시화로 인해 빈곤과 스트레스 때문에 정신질환자가 많이 발생하여 다시 격리 수준의 시설에 방치되었고, 쇠사슬과 억제대가 사용됨.

④ 딕스(Dorothea Lynde Dix, 1802~1887)
   a. 정신질환자들에 대한 환경적 부분의 개선에 노력
   b. 지역사회 지도자와 의회의 여론 환기

5) 19, 20세기
(1) 정신병원 환자 수가 증가함에 따라 비전문인이 의사의 역할을 함.
(2) 도덕적인 치료 쇠퇴하고 억제, 감금하여 치료함.
(3) 정신의학자

① 크레펠린(Emil Kraepelin, 1856~1926)
   a. 면밀한 관찰과 질병의 결과를 조사하여 정신질환의 원인·결과·예후·질병 형태의 분류를 총체적으로 체계화
   b. 외인성과 내인성 정신병을 정확히 구분

② 메스머(Anton Mesmer, 1734~1815)
   a. 역동정신의학의 근원
   b. 자기의 흐름을 조절하여 병을 고친다는 동물자기설 : animal magnetism 주장

③ 마이어(Adolf Meyer, 1866~1950) : 정신생물학의 창시자

④ 프로이트(Sigmund Freud, 1856~1939) 기출 09
   a. 인격형성과 발달의 이해를 위한 기초이론과 정신분석요법을 이론화함.
   b. 무의식이 병을 일으킬 수 있다고 주장. 성격 구조(이드, 자아, 초자아로 구성)

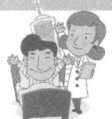

제 1 장 정신건강 간호의 이해

　　　c. 자유연상법과 꿈 분석에 의한 치료방법 개발 → 정신분석(Psychoanalysis)

　　　d. 정신질환에도 원인이 있으며, 그 원인은 인생초기의 억압된 심인성 원인임을 강조

　⑤ 블로일러(Eugen Bleuler, 1875~1939)

　　　a. 정신분열병(schizophrenia)이란 용어 처음 사용

　　　b. 분열은 인격의 부조화, 즉 내적 통일성의 붕괴를 초래한다는 학설 제시

　⑥ 융(Carl Gustav Jung, 1876~1961)

　　- 분석심리학 창시. 리비도를 생명의 모든 정신적 에너지를 포함하는 생명력으로 해석

　⑦ 설리반(Harry stack Sullivan, 1892~1949)

　　　a. 대인관계의 성장발달과 효율적 의사소통을 강조한 대인관계이론을 주장

　　　b. 아동들의 대인관계 특성 강조. 부모의 신경증적 장애는 어린이에게 영향 준다고 지적

　⑧ 리처드(Linda Richards, 1891~1930)

　　　a. 최초로 교육을 받은 미국의 정신간호사

　　　b. 1882년 맥린수용소에 정신간호사를 훈련하기 위한 학교가 처음으로 개설

　⑨ 베일리(Harriet Bailey, 1875~1953)

　　　- 최초의 정신간호학 교과서 저술

　⑩ Peplau : 대인관계 모형 제안, 정신간호사의 역할과 정신간호 영역 발전

6) 현대

(1) 제 2차 세계대전 이후 기초과학과 의학의 진보

(2) 지역사회에서 재활 치료

(3) **정신의학자**

　① 메두나(Von Meduna, 1886~1964)

　　　- 1935년 메트라졸(metrazol)을 주입하여 인공적으로 간질발작을 유도하여 정신분열병 환자를 치료하는 메트라졸 경련요법을 발견

　② 세르레띠(Ugo Cerletti), 비니(Lucio Bini)

　　　- 전기경련요법을 정신질환 치료에 처음 사용

(4) 클로르프로마진(chlorpromazine)

　　- 1953년 페노디아진 유도체 합성물로 정신질환치료에 효과가 있다는 것 발견

(5) 항우울제, 항불안제, 항조증제, 항정신병약물, 뇌신경전달물질의 발견

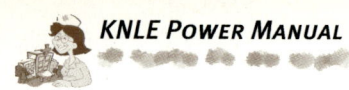

> **Tip** 정신간호의 변화 경향
>
> 1. unmanaged → caremanaged care로
> 2. 간헐적 간호 → 지속적 간호로
> 3. 분산된 건강 전달 체계 → 통합건강 전달 체계로
> 4. 병원(시설) 중심 → 지역사회 중심으로
> 5. 전문적 간호 → 일차 정신건강 간호로
> 6. cure보다 → care 중심으로
> 7. 질병 중심 → 건강 중심으로
> 8. 개인 중심 간호 → 집단 또는 주민 중심 간호로
> 9. 건강제공자 중심 → 건강소비자 중심으로
> 10. 권위주의적인 태도 → 협동적인 관계로
> 11. 의사 중심 → 다양한 건강제공자 중심으로 변화하고 있음.

2 한국 정신간호의 역사

- 1885년 왕립병원인 광혜원 설립
- 1910년 대한의원의 교육과정에 정신병에 관한 강의 포함.
- 1911년 설립된 서울제생원에 최초의 정신병환자 전문 요양진료시설 설치
- 1913년 조선총독부 의원에 최초의 정신과 병동 설립, 정신병 환자 치료
- 1923년 세브란스의전에 정신과 병동 신설
- 1928년 조선총독부 의원이 경성제국대학 부속병원으로 바뀜, 인슐린 혼수요법과 진행마비의 발열요법이 시행
- 1962년 국립서울정신병원이 설립
- 1960년대 중반부터 환경요법, 활동요법, 오락요법, 예술요법 등 도입
- 1960년대 말부터 분석·심리학적 정신치료와 실존분석 정신·병리학이 도입
- 1971년 정신간호학회가 시작
- 1992년 정신간호학회지 발간
- 1995년 정신보건전문간호사회가 발족
- **1995년 12월 정신보건법이 국회에서 입법 제정 : 환자의 재활과 사회복귀, 인권보장을 위한 기틀 마련** 기출 01

제 1 장
정신건강 간호의 이해

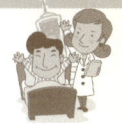

03 정신간호의 이론적 모형

학습목표
1. 정신분석 모형을 이해한다. ★★
2. 대인관계 모형을 설명한다. ★
3. 사회적 모형을 이해한다. ★★
4. 실존적 모형을 이해한다. ★
5. 행동 모형을 파악한다. ★
6. 의사소통 모형을 설명한다. ★

1 정신분석 모형(Sigmund Freud) 〔기출 98,05〕

1) 특성
- 정신은 모든 인간 행동의 기초가 되며, 개인의 정신 생활과 적응 과정에서 억압된 충동, 내적 갈등, 그리고 아동기의 정신적 외상들과 같은 의식적 영향력이 중요한 역할을 함.

(1) 인간의 정신은 5세 이전에 경험한 사건들에 의해 결정된다. 따라서 내담자의 과거 경험을 되살리는데 초점을 맞춘다.
(2) 인간의 행동은 종종 무의식에 의해 지배된다. 그러므로 무의식 속에 잠재된 자료를 의식의 세계로 끌어올리면 통찰력을 얻어 문제의 원인을 발견하고 그에 대한 처방을 내린다.
(3) 유아기 발달은 성인기 역할 수행에 지대한 영향을 미친다.
(4) 인간이 불안에 대처하는데 여러 방도를 이해할 수 있는 체계를 제공한다.
(5) 심리 치료 도구는 꿈 분석, 최면, 해석, 감정전이의 분석 등을 통한 무의식 개발 등이다.

2) 치료
(1) **자유연상** : 어떤 의식적 점검이나 검열 없이 생각이 떠오르는 대로 언어화하는 것
(2) **꿈의 해석** : 정신 내적 갈등을 상징적으로 나타내 줌 (저항의 특성 파악 가능), 대상자에게 꿈이라는 상징의 의미를 논의
(3) **해석** : 대상자로 하여금 정신 내적 갈등을 인지하도록 도움.
(4) **전이** : 대상자가 과거에 중요했던 사람에 대한 반응을 치료자에게 나타내는 것 (전이, transference), 치료자가 대상자에게 가지게 되는 반응(역전이, counter-transference)
(5) 치료자는 일시적으로 환자의 생의 초기 경험에서 중요했던 사람으로 대치될 수 있기 때문에 해결하지 못했던 과거의 갈등을 끌어들여 해결하게 함으로써 보다 성숙한 성인으로 기능하도록 함.

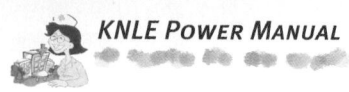

3) 간호사의 역할
- 정신분석 모형에서 간호사는 특별한 훈련 과정을 거쳐서 정신치료(psychotherapy)를 담당하게 됨.

4) 정신분석가
(1) 융(Jung) : 집단 무의식이라는 개념 도입

(2) 에릭슨(E. Erikson) : 생의 전 주기 포함.

(3) 안나 프로이트(Anna Freud) : 정신분석이론을 소아 심리 영역까지 확대. 방어기전 개념 발달

(4) 클라인(M. Klein) : 놀이요법의 발달 → 정신분석 기술을 아동 치료에 확대

(5) 호니(K. Horney) : 문화와 대인관계 요소라는 점에 초점

(6) 후롬-라히만(F. Fromm-Reichmann) : 정신증 환자에게 정신분석기법 이용

(7) 메닝거(K. menninger) : 정신기능에 역동적 평형과 대처 개념 적용

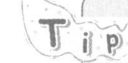

자유연상기법 (Free Association)

자유연상은 마음 속에 떠오르는 생각이나 감정을 걸러내지 않고 모두 말하는 것으로 정신분석학에 기반한 심리치료에 사용되며, 지그문트 프로이트에 의해 창시되었다. 프로이트가 정신과 의사로서의 일을 시작했을 당시에 히스테리 환자들에 대해 연구하던 중 최면술을 이용해서 치료하는 것을 보게 되었고, 최면술을 사용해 보았지만 최면술이 기억을 떠올리게 하는 데 효과적이지 못하다는 것을 알게 되어 다른 방법을 연구하던 중 우연히 발견하게 된 것이 자유연상이다.

2 상호인간관계 = 대인관계 모형(Harry Stack Sullivan Hildegard Peplau)
기출 97,02

- 인간을 근본적으로 사회적인 존재로 보며, 초기 어머니와의 삶의 경험은 생애 전반에 걸친 개인의 발달에 커다란 영향 미친다고 함.

1) 특성
(1) 인간행동은 상호관계, 즉 대인관계의 상황 내에서 발전된다고 생각하고,

(2) 이상행동 역시 인생 초기의 대인관계를 통한 부정적 자아개념의 형성으로 발생된다고 보며,

(3) 성격발달 과정 시 유아가 어머니의 불안을 인지하는 경험을 통해 후에 성인기에 다른 중요한 사람과의 관계에서 거부, 즉 인정받지 못할 때 불안을 경험하게 된다고 봄.

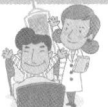

2) 치료
(1) 고정적 대인관계를 경험
(2) 치료자와 건강한 인간관계의 경험을 통해 만족스런 대인관계의 학습을 타인과의 관계에 적용
(3) 대상자의 대인관계 문제를 확인
(4) 성공적인 대인관계 유형을 시도하고 격려

3) 간호사의 역할
(1) 환자의 문제를 무비판적으로 들어주어야 함.
(2) 환자가 독립적일 수 있도록 격려
(3) 환자에게 간호계획을 설명하고 이해하도록 해야 함.

3 사회적 모형(Thomas Szasz, Gerald Caplan) 기출 06

- 사회적 환경이 인간과 그의 생활 경험에 영향을 미치며, 문화 그 자체가 정신질환을 규정하고 치료를 처방하며, 환자의 미래를 결정하는데 가장 유용하다고 주장

1) 특성
- 개인의 생활에 영향을 주는 사회적 환경에 대해 강조함(고위험집단 - 빈곤층, 소수민족, 위기에 처한 자, 조산아의 어머니, 사별가족 등).

2) 치료
- 지역사회 전체가 건강해야 개인이 건강해질 수 있다는 것을 기본으로 하여, 지역사회를 건강하게 하는 프로그램을 개발하고, 법적·제도적 정책을 수립해야 함.

3) 간호사의 역할
(1) 환자와 협의하여 환자에게 변화를 가져올 수 있는 행동을 선별함.
(2) 환자를 위협하거나 강요하지 않고, 환자의 의지에 반하는 사회적 요구로부터 보호

4 실존적 모형(Sartre-Heidegger, Kierkegaard)

- 인간을 단순한 지성적 존재 이상으로 보고 있기 때문에 대상자가 호소하는 '문제' 자체보다는 대상자의 있는 그대로의 경험을 주된 내용

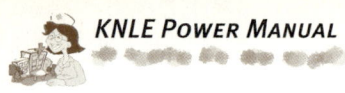

1) 특성
(1) 개인이 자신이나 환경으로부터 멀어질 때 이상행동이 발생하며, 소외의 원인을 개인이 자신에게 가하는 억제나 제한의 결과로 봄.
(2) 이상행동은 사회적으로 수용될 수 있는 회피행동의 한 방법일 수 있으며, 자아를 찾으려는 노력이 방해받을 때, 자아를 표현하는 하나의 방법으로 나타남.
(3) 소외된 결과는 자유로운 선택이 불가능하며, 무력감, 비애, 고독감 경험, 자기인식과 자기인정의 결여로 인해 남과의 진정한 관계가 불가능하게 된다는 것

2) 치료
(1) 환자가 자신의 의지대로 자유롭게 선택할 수 있게 해 줌.
(2) 환자가 자기 존재에 대해 인식을 하도록 도움.
(3) 의미요법, 게스탈트요법, 지정요법, 합리적 정서요법, 현실치료, 참만남치료 등이 효과적임.

3) 간호사의 역할
(1) 환자가 자신의 행동에 대해 책임지도록 격려
(2) 주위 환경과 자신에 대해서 인식력을 증가시키도록 돕는 역할
(3) 환자 자신의 정체감을 발전시키도록 도움.
(4) 환자가 자신의 인생의 목적을 세우고 그 목적을 달성하도록 돕는 것

5 행동모형(Watson, Skinner, Eysenck, Wolpe) 〔기출 99〕

- 대상자의 행동에 초점을 두고 관찰할 수 있는 양적인 면을 강조

1) 특성
(1) 모든 행동은 학습된 것, 규범으로부터 벗어난 행동도 잘못 학습된 습관적 반응이며 행동임.
(2) 바람직하지 못한 행동이 강화되어져 왔을 때 정상 규범에서 이탈된 이상행동이 발생

2) 치료
(1) **목표** : 개인의 성장과 발달에 도움. 건설적·사회적으로 적응할 수 있도록 행동의 변화를 가져오게 함.
(2) **조작적 조건형성** : 행동으로 인해 초래되는 결과에 따라 특정한 반응을 행하거나 억제함을 배우는 학습과정
(3) **강화** : 특정 행동을 하고 난 다음 칭찬을 듣거나 보수를 받게 되면 그 행동은 더 강화되거나 더 자주 하게 됨.
(4) **소거** : 처벌이나 또는 아무런 보상이 없으면 그 행동은 약화되거나 아주 하지 않게 됨.
(5) **토큰활용법(token economy)** : 장기 입원 환자의 적응적 행동을 늘리기 위해 쓰는 긍정적 강화 치료 방법. 바람직한 행동을 보이면 명목화폐 보상, 바람직하지 않은 행동을 보이면 명목화폐를 뺏음.

3) 대상자 및 치료자의 역할
   (1) **대상자의 역할** : 학습자, 적극적인 참여자
   (2) **치료자의 역할** : 교사의 역할, 행동의 전문가, 대상자의 불안을 학습으로 동기화하도록 유도

6 의사소통 모형(Eric Berne, P. Watziawick) 기출 07

1) 특성
   (1) 의사소통 방법에는 언어적 의사소통과 비언어적 의사소통이 있음.
   (2) 이탈행동도 일종의 의사소통을 위한 시도임.

2) 치료
   (1) 목표 : 개인생활을 자기 긍정-타인 긍정의 자세가 지배하는 생활로 변화시키고자 하는 것
   (2) 이탈행동의 원인을 의사소통 과정 내에서 찾기 때문에 의사소통에 근거하여 치료를 시행
   (3) 의사소통 형태 사정, 문제 진단, 대상자로 하여금 자신의 잘못된 의사소통의 형태를 인식하도록 도움.

3) 대상자 및 치료자의 역할
   (1) **대상자** : 자신의 의사소통 패턴의 분석에 참여. 변화의 책임은 환자에게 있음.
   (2) **치료자** : 대상자의 의사소통 과정을 중재함, 의사소통의 변화 유도, 바람직한 의사소통 방법을 시범 보임, 언어적 의사소통과 일치하는 비언어적 의사소통 강조

4) 이론가 (Bern)
   - 인간은 부모적 요소, 성인적 요소, 아동적 요소의 세 가지 자아상태로 의사소통함.

   (1) **부모적 요소** : 5세 이전까지 부모가 행하는 것을 보고 배운 것을 수정하지 않고 그대로 기억하여 받아들임.
   (2) **성인적 요소** : 현실에 대해 객관적으로 탐색하여 6하 원칙에 따라 말을 함.
   (3) **아동적 요소** : 초기의 인간관계를 통해 보고 들으며 배우는 가운데 어린아이 자신의 내부에서 일어나는 감정

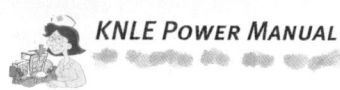

04 정신간호 과정

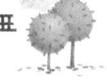

학습목표
1. 간호과정에 대해 이해한다. ★★
2. 간호사정에 대해 설명한다. ★
3. 간호진단에 대해 파악한다. ★
4. 간호목표를 설정한다. ★★
5. 간호계획을 수립한다. ★★
6. 간호수행을 실시한다. ★★
7. 간호평가 방법을 이행한다. ★

1 간호과정 기출 99

1) 정의
  (1) 상호작용이며, 문제 해결 과정으로 간호의 성과를 성취하기 위한 체계적이고 개별화된 방법
  (2) 간호사와 대상자 관계는 중요한 도구

2) 목적
  (1) 대상자가 최대한으로 환경과 긍정적인 상호관계를 맺도록 하는 것
  (2) 안녕 상태의 증진과 자기실현의 향상을 도모하는 것

3) 단계
  - 사정 → 진단 → 목표 → 계획 → 수행 → 평가

  (1) **사정** : 대상자의 건강 및 정신건강과 관련된 자료수집
  (2) **진단** : 사정한 자료를 토대로 적절한 진단을 내림. 간호진단은 실재적이고 위험한 건강문제에 대한 개인, 가족, 지역사회 반응에 관한 임상적 판단임.
  (3) **목표** : 환자의 건강에 영향을 주는 것이고 건강 상태를 증진하는 것
  (4) **계획** : 기대되는 성과를 달성하기 위해 수행에 관한 청사진 제공
  (5) **수행** : 계획한 간호활동을 실행하는 간호 행위
  (6) **평가** : 간호사의 관찰뿐만 아니라 대상자의 진술에 의해서도 행하여지며, 그 밖에 타 의료요원, 가족, 친구 등 2차적 출처를 통해서도 평가함.

제 1 장 정신건강 간호의 이해

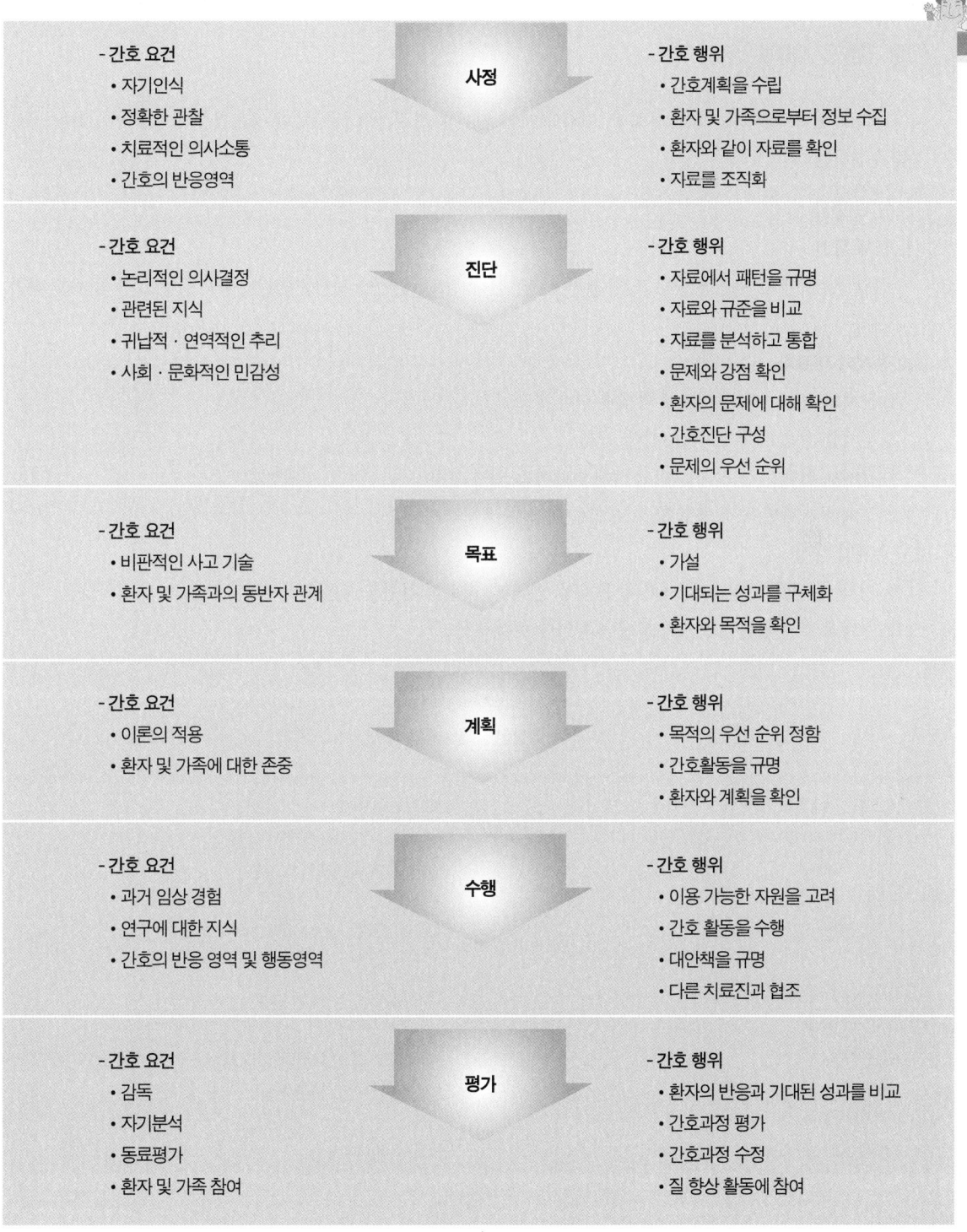

【 간호과정 단계와 관련된 간호요건과 간호행위 】

2 간호사정

- 인간의 신체적, 정서적, 지적, 사회적, 영적인 모든 차원과 관련하여 대상자의 정신건강 상태를 반영하는 자료를 수집하는 것

1) 사정의 종류

(1) 문제 확인
- 간단명료하게 문제를 진술하고, 문제의 본질, 심각 정도, 원인에 관한 가정을 세우며, 치료적 중재를 하기 시작

(2) 문제의 명료화
① 문제의 원인이 되는 질환의 특성과 심각 정도
② 문제를 처음 알게 된 시간, 맥락, 상황
③ 문제로 인해 가장 크게 그리고 적게 방해받고 있는 상황
④ 문제와 관련된 특정 공포 및 그로 인한 대상자 생활의 변화

(3) 총체적 사정
① 영적, 생물학적, 심리적, 사회적, 문화적, 인지적, 행동적 경험을 포함.
② 실제적 혹은 위험한 문제의 특정한 영역에 초점을 둠.

【 정신 상태 사정 】

- 전반적인 서술 (General description)
  - 외모 (Appearance)
  - 언어 (Speech)
  - 운동활동 (motor activity)
  - 면담 동안의 상호작용

- 정서적인 상태 (Emotional state)
  - 기분 (mood)
  - 정서 (affect)

- 지각 (perceptions)
  - 환각 (hallucination)

- 사고 (Thinking)
  - 사고내용 (thought content)
  - 사고과정 (thought process)

- 지각 및 인지 (Sensorium and cognition)
  - 의식수준 (level of consciousness)
  - orientation
  - 기억 (memory)
  - 집중과 계산 수준 (level of concentration and calculation)
  - 정보와 지능 (information and intelligence)

- 판단 (judgment)
  - 통찰력 (qudtlr insight)

제 1 장
정신건강 간호의 이해

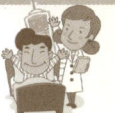

2) 고려할 점
(1) 사정 과정의 우선순위는 연령, 문화적 배경, 신체건강 상태 등 대상자의 특정 요구에 따라 다양하다.
(2) 노인대상자 : 면접보다는 관찰이 중요. 사정도구의 형식이 간단해야 함.
(3) 아동대상자 : 상호작용, 의사소통, 놀이를 관찰하는데 주의

3 간호진단

1) 실재적 및 위험한 건강문제에 대한 개인, 가족, 지역사회 반응에 관한 임상적 판단

2) 간호진단 진술할 때는 NANDA의 진단 목록(진단에 대한 정의, 행동특성, 관련요인 혹은 위험요인의 3부분)을 이용
   (1) **정의** : 진단적 용어의 의미를 이해하는 데 개념적인 도움을 줌.
   (2) **행동 특성** : 특정 진단에 흔히 나타나는 증상과 징후의 집합
   (3) **관련 요인** : 실재적 간호진단에 기여하는 요인
   (4) **위험 요인** : 간호진단이 발생할 취약성을 증가시키는 요인
   (5) **건강 문제** : '~와 관련된' 관련 요인
   (6) 간호진단을 사용함으로써 간호사는 체계적, 순서적, 일관된 태도로 대상자의 관심사에 대해 상호 의사소통 가능

4 간호목표

1) 간호를 제공하는 맥락 내에서 볼 때 궁극적인 목적은 대상자의 건강에 영향을 주는 것이고, 건강 상태를 증진하는 것임.

2) 목표 진술 시 유의점
   (1) 일반적이기보다는 구체적일 것
   (2) 주관적이기보다는 측정 가능한 것일 것
   (3) 비현실적이기보다는 성취 가능한 것
   (4) 과거보다는 현재 시점을 사용할 것
   (5) 수가 지나치게 적거나 많기보다는 적절할 것
   (6) 일방적이기보다는 상호적일 것

5 간호계획

1) 어떤 지점에 도달하는 방법을 제시하는 청사진을 제공하는 것, 대상자의 요구와 문제를 체계적으로 구조화하여 목적을 달성하도록 함.

2) 간호계획의 주요 요소
   (1) 간호계획은 대상자마다 개별화 되어야 함.
   (2) 계획된 수행은 그 분야에서 통용되는 지식과 임상에서의 정신 건강 간호 실무에 기반을 두어야 함.
   (3) 계획은 대상자와 가족 및 다른 치료 팀과의 협조에서 이루어져야 함.
   (4) 간호계획에 대한 문서화는 기본적인 간호활동임.

6 간호수행

- 계획한 간호의 실제적인 시행, 설정한 간호목적과 목표를 달성하기 위하여 계획한 간호 지시를 실행하는 간호 행위

1) 간호수행의 단계
   (1) **수행 전 단계**
      ① 간호사는 간호계획에 대한 내용을 파악해야 한다.
      ② 간호계획의 타당성을 검토한다.
      ③ 간호사는 간호계획지의 간호지시를 검토한 후 수행하는 데 필요한 지식수준과 기술의 형태를 확인한다.
      ④ 간호사는 간호목적과 목표(기대되는 결과), 대상자의 책임 등을 설명하여 대상자를 준비시킨다.
      ⑤ 간호계획을 수행하는 데 필요한 시간적·인적·물질적 자원을 확보한다.
      ⑥ 간호활동을 하기 위해 편안하고 안전한 환경을 조성한다.
      ⑦ 대상자의 권리를 고려하고 간호의 실무표준을 준수한다.
   (2) **수행 단계**
      - 계획을 수행하는 것과 수행에 따른 대상자의 반응에 관한 자료를 수집함.
   (3) **수행 후 단계**
      ① 간호 행위의 종결 단계
      ② 수행한 행위 기록

2) 간호수행의 기록
   (1) **문제중심 기록양식**
      ① S(Subjective data) : 주관적 자료, 대상자의 진술/상호작용에서 나온 정보

② O(Objective data) : 객관적 자료, 간호사가 관찰/측정한 것
③ A(Analysis) : 주관적 및 객관적 자료에 대한 간호사의 분석
④ P(Plan) : 목적과 계획된 행위
⑤ I(Implementation) : 수행한 행위
⑥ E(Evaluation) : 행위에 대한 평가

(2) PIE or APIE(assessment, problem, intervention, evaluation) 방법
① A : 사정 - 매일 교대번의 환자 사정의 결과
② P : 문제 - 서면화된 문제목록에서 언급된 간호진단의 명칭과 번호
③ I : 중재 - 문제해결을 목적으로 수행된 간호행위
④ E : 평가 - 수행된 중재의 결과. 간호중재의 효율성을 결정하기 위한 환자의 반응 평가

7 간호평가

1) 형성평가
   (1) 간호수행의 효과에 대해 계속적으로 판단하여 기술한 것
   (2) 대상자의 간호를 필요 시마다 수정하는 데 이용

2) 총괄평가
   (1) 간호가 종료되었을 때 간호의 효과를 판단하는 것
   (2) 대상자가 간호목적을 달성한 정도를 측정하는데 이용

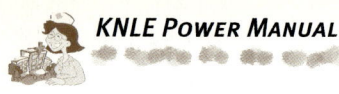

Memo

제 1 장
단원 예상문제

단원 예상문제

01 다음은 정신간호의 발달사에 대한 설명이다. 틀린 것은?

1) 정신간호의 발달사는 정신건강과 정신질환에 대한 사회적 태도를 이해하는 것에 목적을 두고 있다.
2) 정신간호 발달사를 통해 확대된 정신간호의 역할을 이해할 수 있다.
3) 원시시대에는 정신질환이 죄에 의한 인과관계라고 생각했다.
4) 그리스, 로마시대 때 사용된 정신과적 치료는 심리치료였다.
5) 히포크라테스는 인간의 기질은 다혈질, 담즙질, 우울질, 점액질 4가지로 구분하였다.

해설 심리치료는 현대에 들어와 도입된 정신과적 치료이다.

02 다음 중 정신질환에 대한 개념을 잘 설명한 것은?

1) 정신질환은 생각하고, 느끼며, 행동하는데 비정상적인 영향을 미치는 정신 상태를 말한다.
2) 정신질환은 성격 중 어떤 부분에도 결핍이 없음을 의미한다.
3) 정신질환은 신체적인 질환과는 관련 없이 정신에만 국한된 것을 의미한다.
4) 정신질환은 문화적 규범, 사회관습, 인간의 본질에 의해 영향받지 않는다.
5) 정신질환은 신경화학물질의 장애에 의해서 유발되어지며, 치료가 불가능한 질환이다.

해설
1) 정신질환의 정의를 서술한 문항이다.
2) 성격 중 어떤 부분의 결핍이 있다할지라도 그것이 정신질환의 증거라고는 말할 수 없다.
3) 신체와 정신은 상호연관성을 가지고 있으므로 정신질환도 신체와 정신 모두와 관련이 있다.
4) 정신질환은 사회관습, 인간의 본질들에 의해 영향 받는다.
5) 정신질환은 치료의 개념이 아닌 재활 가능한 질병이다.

03 인도주의적 치료를 처음 도입한 사람은 누구인가?

1) Moreno   2) Adolf Meyer   3) Linda Richards
4) Philippe Pinel   5) Benjamin Rush

해설
- Moreno : 미국 정신 의학자, 심리극(psychodrama)를 이용한 집단 요법 창시
- Adolf Meyer : 정신생물학의 창시자
- Linda Richards : 최초로 교육을 받은 미국의 정신간호사
- Philippe Pinel : 인도주의적 치료 도입 (처벌 대신 햇빛과 신선한 공기, 깨끗한 환경)
- Benjamin Rush : 미국 정신 의학의 아버지, 의사-환자 관계 중요 시

정답 1-④ 2-① 3-④

04 지역사회 정신건강을 위한 예방적 활동을 수행하려고 한다. 이에 속하지 않는 것은?

1) 직장인의 스트레스를 관리해 줄 수 있는 프로그램을 개최한다.
2) 지역주민들에게 보건소에서 가정폭력, 정신장애 등에 대해 상담할 수 있음을 홍보한다.
3) 부모와 교사에게 정상적인 성장과 발달을 교육한다.
4) 중증 정신분열병 환자의 자·타해 예방을 위한 안전조치를 취한다.
5) 알코올과 약물이 청소년에게 미치는 영향에 대해서 강연 프로그램을 시행한다.

> **해설** 정신건강증진은 캐플란의 일차 예방 개념에 초점을 맞추어 설명할 수 있다. 즉, 정신건강을 증진함으로써 정신장애의 발생을 예방하는 것이며, 건강증진 전략은 개인의 현재와 미래의 건강상태에 대해 강력한 영향을 미치는 생활양식을 조정하도록 해주는 것이다. 정상인을 대상으로 건강할 때 건강을 지키도록 도와주고, 고위험군을 대상으로 교육을 시행하는 것은 적절한 예방적 활동이다. 중증 정신병 환자의 급성기 간호는 일차 예방 개념에 속하는 것은 아니다.

05 정신건강 증진을 위한 교육 내용에 해당하는 항목은?

> 가. 기완요법, 심상요법 및 스트레스 관리법
> 나. 부모와 교사를 대상으로 한 정상적인 성장발달 교육
> 다. 자녀의 자존심을 강화시키는 방법
> 라. 청소년을 대상으로 압력을 거절하는 기술 교육

1) 가, 나, 다   2) 가, 다   3) 나, 라
4) 라   5) 가, 나, 다, 라

> **해설** 대상자의 건설적 대처기전을 증진시키고 적응적 대처방안을 최대화하는 공식적 혹은 비공식적 활동은 모두 정신건강 증진 교육 내용이 될 수 있다.

정답 4-④ 5-⑤

제 1 장
단원 예상문제

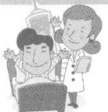

06 다음 중 취약집단에 속하는 인구집단은?

> 가. 고3 수험생들
> 나. 정신분열병 환자들
> 다. 외국인 이주 근로자들
> 라. 갱년기 여성들

1) 가, 나, 다 2) 가, 다 3) 나, 라
4) 라 5) 가, 나, 다, 라

해설) 부적응 반응을 보일 취약인구집단의 확인 유형은 3가지로서 보편적, 선별적, 지시적 집단으로 모든 대상을 포함한다. 보편적 집단은 위험요소가 없는 일반인 집단이고, 선별적 집단은 특별한 질병의 발생위험이 유의하게 높은 집단이나 개인이며, 지시적 집단은 특별질환의 생물학적 증상을 가진 고위험 개인을 의미한다.

07 정신전문 간호사가 환자의 사회·문화적 배경을 알고 있어야 하는 이유는 무엇인가?

> 가. 환자의 사회·문화적 배경과 동일한 치료자를 배정하기 위해
> 나. 사회·문화적 배경이 동일한 환자와 함께 입원시키기 위해
> 다. 정신전문간호사로서 다방면에 풍부한 지식을 가지기 위해
> 라. 환자의 사고방식과 감정 및 행동에 영향을 주는 요인을 알기 위해

1) 가, 나, 다 2) 가, 다 3) 나, 라
4) 라 5) 가, 나, 다, 라

해설) 문화의 개념은 간호 제공자가 대상자에게 양질의 간호를 제공하는 데 필요한 문화적 차이와 유사점을 이해하도록 광범위한 틀을 제공한다. 따라서 치료적 간호계획을 개발함에 있어 간호 제공자는 대상자의 사고방식과 감정 및 반응에 영향을 주는 문화적 요인을 인지해야 할 필요가 있다.

08 정신치료를 받고 있는 환자에게 치료자가 뚜렷한 이유없이 자주 두려운 감정을 느끼게 되었다. 곰곰이 생각해 본 결과 환자가 치료자와 흡사하다는 것을 알게 되었다. 이러한 치료자의 감정반응은 다음 중 어느 것인가?

1) 전이 2) 자유연상 3) 역전이
4) 제반응 5) 저항

해설) 환자가 마치 자기 과거의 어떤 중요한 인물로 치료자 무의식에서 부각되어 일어나는 현상을 역전이라 한다. 치료자가 어렸을 때의 경험에서 유래된 태도나 느낌이 환자에게 전치되는 것을 말한다.

정답 6-⑤ 7-④ 8-③

09 우리나라 사람의 정신건강 상태를 사정할 때 고려해야 할 문화의 특성으로 묶어진 항은?

가. 한	나. 체면
다. 정	라. 권위

1) 가, 나, 다
2) 가, 다
3) 나, 라
4) 라
5) 가, 나, 다, 라

해설) 우리나라 사람들의 대인관계 단위는 마음이며, 한국인의 주된 문화를 설명할 때 우리 성과 정, 한 그리고 체면의 개념이 사용되고 있다.

10 대인관계 모형에서의 이상행동에 대한 관점을 옳게 서술한 것은?

1) 불안을 방어하는 수단으로써 증상이 나타나며, 어린시절의 해결되지 않은 갈등과 관계가 있다.
2) 기본적인 두려움은 거절에 대한 두려움으로 자아가 안정감을 경험할 수 없을 때 증상이 나타난다.
3) 사회·환경적인 스트레스가 불안을 야기시키며, 그 결과로 증상이 나타난다.
4) 어렸을 때의 발달과제에 기초를 둔 불안을 조정하는 부적절한 방어기전이다.
5) 자신의 주체성과 존재를 인식할 수 없을 때 느끼는 고독감, 무력감과 허무감의 표현이다.

해설) ①, ④는 정신분석 모형, ②는 상호인간관계 모형, ③은 사회적 모형, ⑤는 실존적 모형이다.

11 정신분석요법이 가장 효과적인 것은?

1) 정신분열병
2) 정동장애
3) 기질적 뇌증후군
4) 불안장애
5) 약물중독

해설 ▶ 정신분석요법의 적응증
- 갈등의 원인이 내면적인 경우, 갈등이 오이디푸스 콤플렉스와 관계있을 때, 불안장애, 전환장애, 우울장애, 약물중독을 겸하지 않은 인격장애자, 성장애, 심하지 않은 정신생리장애, 회복기나 경계 상태의 정신질환 등

정답 9-① 10-③ 11-④

제 1 장 단원 예상문제

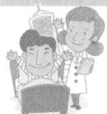

12 간호모형에 대한 설명으로 옳은 것은?

1) 대상자의 잠재적, 실제적 건강문제를 해결하기 위하여 총체적 전망에서 대상자에게 접근한다.
2) 개인의 증상은 신체적, 유전에 의한 요인으로 본다.
3) 진단을 내리는 것이 가장 특징적이다.
4) 투약과 치료의 중요성을 가장 강조한다.
5) 간호모형에서의 이탈행동이란 중추신경계의 장애로 발생한다.

> [해설] 간호모형 : 잠재적, 실제적 건강문제에 대한 개인의 반응에 초점
> ② ~ ⑤는 의학적 모형에 대한 설명임.

13 이론가 에릭 번(Berne)의 상호교류 분석 모형 설명으로 옳은 것은?

> 가. 인간은 부모, 성인, 아동적 자아 상태로 의사소통한다.
> 나. 성인자아는 합리적, 논리적, 현실지향적이다.
> 다. 부모자아는 부모에 의해 5세 이전까지 교육받은 모든 태도나 행동을 통합한다.
> 라. 아동자아는 각 개인이 어린이로 지니고 있는 모든 감정을 포함한다.

1) 가, 나, 다   2) 가, 다   3) 나, 라
4) 라   5) 가, 나, 다, 라

> ▶ 정신간호이론 : 의사소통 모형
> • Eric Berne : 상호교류 분석의 창시자
>   - 인간은 부모형, 성인형, 아동형의 3 자아 상태 ego state로 의사소통한다.
>   - 어느 한 자아 상태에서 다른 자아 상태로 향하는 메시지가 무엇을 기대하고 그에 따른 반응이 어떠했느냐에 따라 의사소통 패턴이 달라진다.
>   - 보완적 · 교차적 · 저의적 교류
>   의견이나 감정의 교류가 안 될 때 의사소통이 단절되고 문제가 발생

정답 12 - ① 13 - ⑤

Nursing Power Manual

CHAPTER 제 2장

인간의 이해

인간의 이해	39
단원 예상문제	49

제 2 장
인간의 이해

01 인간의 이해

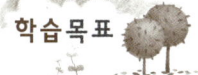 학습목표

1. 정신역동에 대해 설명한다. ★★
2. 의식수준에 대해 파악한다. ★★★
3. 성격의 구조에 대해 나열한다. ★★
4. 방어기제의 종류를 열거한다. ★★★
5. 인간의 정신심리를 이해한다. ★★★★

1 정신역동

- 인간의 내부에 있는 정신적인 힘이 상호작용한 결과와 현상을 설명하는 것

1) 모든 행동은 의미가 있고 이해할 수 있음.
2) 자신의 행동이나 행동에 대한 이유를 항상 인식하지는 못함.
3) 모든 행동은 변화될 수 있음.
4) 개인은 변화하느냐 또는 변화하지 않느냐를 선택할 권리가 있음.
5) 인간은 건강을 지향하고 질병을 멀리하려는 경향이 있다는 것

2 의식수준   기출 00, 01, 02, 03, 04, 05, 06

1) 의식
　(1) 현재를 지각하는 부분
　(2) 현실에서 쉽게 알아차릴 수 있는 정신생활의 부분
　(3) 깨어 있을 때에만 작용하는 것
　(4) 논리적이고 합리적으로 행동할 수 있게 함.
　(5) 사고 · 감정 · 감각과 관계함.

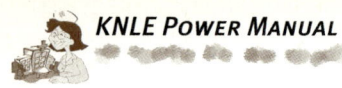

2) 전의식
    (1) 의식과 무의식의 중간에 위치하는 마음의 부분
    (2) 생각과 반응이 저장되었다가 부분적으로 망각되는 마음의 부분
    (3) 외부의 현실적 요구, 도덕기준, 가치관에 맞추어서 불쾌한 것을 피하고, 본능적 욕구의 방출을 지연시킨다.
    (4) 전의식의 내용은 의도적으로 회상하려고 하면 기억되기도 함.
    (5) 현실주의 원칙에 입각하여 기능함.

3) 무의식
    (1) 비논리적, 비합리적이며 시공간을 초월하는 마음의 부분
    (2) 인간의 가장 큰 마음의 부분으로 일생 동안 경험한 모든 기억, 감정, 경험이 저장되는 영역
    (3) 본능에 속하며 역동적인 힘과 밀접한 관계가 있음.
    (4) 의도적으로 내용을 회상하기가 불가능한 부분

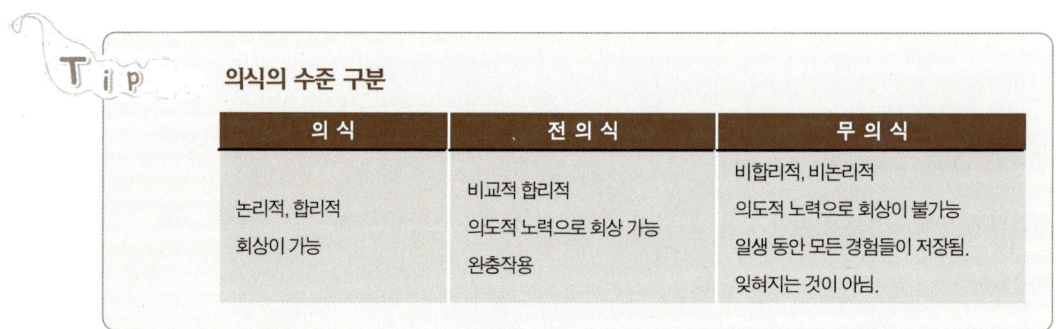

Tip 의식의 수준 구분

의 식	전 의 식	무 의 식
논리적, 합리적 회상이 가능	비교적 합리적 의도적 노력으로 회상 가능 완충작용	비합리적, 비논리적 의도적 노력으로 회상이 불가능 일생 동안 모든 경험들이 저장됨. 잊혀지는 것이 아님.

3 성격의 구조   기출 97, 98, 99, 00, 01, 02, 03, 04, 05, 06, 07, 08, 09, 2010

- 원본능은 쾌락을 추구하고, 자아는 현실을 검증하며, 초자아는 완전을 추구함.

1) 원본능(id)
    (1) 생물학적 과정과 가장 밀접하게 관련되어 있는 성격의 요소
    (2) 성격의 가장 깊숙한 핵심
    (3) 본능적으로 쾌락을 추구하고 불쾌함을 회피하는 부분
    (4) 태어날 때부터 존재하는 가장 기본적인 생물적 충동임(음식 섭취 및 배설 등의 욕구, 성적인 욕구 및 공격적인 욕구).
    (5) 쾌락의 원리(pleasure principle)에 따라 요구를 만족시킴.

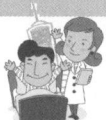

(6) 대부분 인식되지 않으며, 무의식의 영역으로 꿈의 분석을 통해서, 그리고 신경증적인 다양한 형태들을 통해서 원본능에 관해 알게 됨.

2) 자아 (ego) 기출 09
(1) 현실이라는 외부세계와 접촉하여 성격을 지배하고 통제함.
(2) 우리의 의식의 대부분을 차지하고 있음.
(3) 원본능의 욕구들을 만족시키되 사회현실의 요구들을 고려하여 현실 세계에 알맞은 행동을 통해서, 때로는 욕구충족을 참으면서 혹은 억제하며, 욕구들을 어떤 방식으로 충족시킬 것인가를 결정하고 집행함.

3) 초자아 (superego)
(1) 어떤 행위가 나쁜가 하는 선악을 구분하는 개인의 양심
(2) 부모와 다른 사람들이 어린이에게 가르쳐준 사회의 가치와 도덕의 내면화된 표상이므로 그 사회의 전통적인 가치나 이상을 나타냄.
(3) 처음에 부모는 어린이들에게 보상과 처벌을 통해서 직접적으로 행동을 통제하지만, 시간이 지남에 따라 어린이들은 부모의 표준을 자신의 초자아에 통합시킴으로써 스스로의 행동을 통제하게 됨.
(4) 초자아의 기준에 따라 행동하게 되면 심리적인 보상으로는 자부심과 자기애를 얻을 수 있는 반면 이에 위반했을 경우에는 죄책감과 열등감을 갖게 됨.
(5) 원본능의 충동을 억제하도록 하며, 자아가 현실적인 목표 대신 도덕적인 목표를 추구하도록 함.

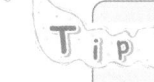

> **인격 발달에 영향을 미치는 요인**
> 1) 생물학적 요인 : 타고난 체형, 유전, 체질, 중추신경계, 내분비계
> 2) 사회적 요인 : 질병, 이혼, 수입, 정치 등
> 3) 심리적 요인 : 어린 시절 양육태도, 발달위기, 외상경험, 정체성 미확립

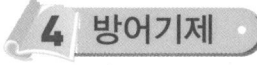 기출 97, 98, 99, 00, 02, 03, 04, 05, 06, 07, 09, 2010

1) 정의
- 본능적 충동과 초자아에 의한 통제 사이의 갈등에서 강한 불안이나 죄책감을 느낄 때 무의식적으로 어떤 형태의 적응적 행동을 보이며, 자아를 보호하려는 기제

2) 기능
- 갈등 상황에서 불안을 제거하거나 완화해줌.

3) 방어기전의 종류

(1) 억압(repression)
① 위협적인 충동이나 생각을 의식밖으로 밀어내는 것
② 죄의식을 일으키는 기억을 의식에서 제거하는 무의식적 기전
③ 예 : '전 남편의 이름을 잊어버리는 것'
   - 슬픈 일에 대한 망각

(2) 억제(suppression)
① 개인에게 불유쾌하거나 용납할 수 없는 충동, 감정, 사고를 의식적이며, 의도적으로 전 의식계로 추방하는 것
② 잊고 싶은 기억이나 용납되지 않는 욕구나 생각을 잊으려 하는 의식적인 노력
③ 예 : '한밤중에 공동묘지를 지나가면서 무서운 생각이 떠오를 때, 그런 생각을 하지 않으려고 큰 소리로 노래 부르면서 가는 것'

(3) 합리화(rationalization)
① 개인이 사회적으로 용납되는 그럴싸하고 수용할 수 있는 이유나 설명으로 행동이나 감정을 정당화시킴.
② 자아존중을 지속하고 죄책감을 감소시키거나 사회적인 승인이나 수용을 얻기 위하여 사용
③ 예 : '신 포도 기제' '단 레몬 기제'
   a. 신 포도 : 자신이 바라던 것을 얻지 못했을 때 그것의 가치를 깎아내림으로써 마음의 평안을 얻으려는 것
   b. 단 레몬 : 자신이 인정하고 싶지 않은 일을 억지로 받아들여야 할 때 그것이 마치 바라던 일인 것처럼 생각하는 것
     (예 : 내일 시험을 볼 예정인데 오늘 등산을 다녀왔다. B학점의 시험 결과를 받고서 ' 건강하고 B학점을 받는 것이 A학점을 받고 빨리 죽는 것보다 훨씬 낫다.')

(4) 승화(sublimation)
① 의식적으로 허용하기 힘들거나 사회적으로 용인되지 않는 충동이나 행위를 개인적이나 사회적으로 수용가능한 활동으로 방향을 바꾸는 방어기제로 가장 능률적이고 창조적인 기전
② 예 : '공격적인 고등학생이 축구팀에 합류하여 분노나 충격을 물건을 부수거나 난폭한 행동으로 표현하는 대신에 방향을 바꾸어 축구장에서 축구공을 차는 데 발산하는 것'
   - 성충동이나 폭력충동이 예술적 승화

(5) 투사(projection)
① 개인이 원하지 않거나 불쾌한 감정, 사고 및 자신과 관련된 태도를 다른 사람의 탓으로 돌리는 방어기제, 물질관련 장애자에게 흔히 나타남.
② 편집증 환자나 피해망상 환자에게 두드러짐, 착각, 환각
③ 예 : '가랑잎이 솔잎더러 바스락거린다고 한다.'
   '똥 묻은 개가 겨 묻은 개 나무란다.'
   - 상대방을 미워하면서 상대방이 자신을 미워하기 때문이라 생각

(6) 공격자와 동일시(identification with aggressor)
   ① 두려운 대상의 특징을 닮아 자기화하여 그 대상에 대한 두려움을 극복하는 방법
   ② 예 : '호된 시집살이를 한 며느리가 이후에 더 호된 시어머니가 되는 것'

(7) 동일시(동일화, identification)
   ① 다른 사람의 바람직한 속성이나 태도나 행동을 들여와서 자신의 성격의 일부로 삼게되는 방어기제
   ② 예 : '초등학교 일 학년 학생들이 담임선생님의 걸음걸이나 글씨체를 그대로 닮아가는 것'

(8) 퇴행(regression) 기출 09
   ① 개인이 불안을 감소시키기 위하여 이미 지나간 행동 수준으로 후퇴하고 의존적인 역할을 추구하는 방어기제
   ② 예 : 오줌을 잘 가리던 형이 동생을 본 후 오줌을 싸는 것

(9) 합일화(incorporation)
   ① 동일시의 원시적 형태로 자기와 자기가 아닌 것을 전혀 분별하지 못하는 것
   ② 예 : '어린아이가 어머니가 웃으면 자기가 웃는 줄 알고 자기가 좋아하는 줄 아는 상태

(10) 격리(isolation)
   ① 과거나 현재의 경험에 있어서 실제 사실은 의식에 남아 있으면서도 그 사실과 관련된 고통스러운 감정이나 충동은 그 사실과 분리시킴으로써 무의식에 남게 하는 방어기제
   ② 예 : '너무 억울한 일을 당한 사람이 일정기간은 그 일을 다시 말하면서 억울한 감정을 억제하지 못하여 울거나, 욕을 하면서 이야기하게 되나, 일정기간이 더 지나고 자신의 형편이 나아지게 되면 그 일을 하나의 흘러간 사건으로 "내가 예전에는 이런 일을 당했었다"고 감정을 섞지 않고 사실만 이야기하는 것

(11) 반동형성(reaction formation)
   ① 수용할 수 없는 감정이 억압되고 있는 동안에 개인이 다른 사람이나 상황에 대하여 그 상황에서 통상적으로 기대되는 것과 반대되는 감정, 태도나 행동을 표현하는 방어기제
   ② 예 : '미운 자식에게 떡 하나 더 준다.'
           '미운 사람에게 쫓아가 인사한다.'

(12) 대리형성(substitution)
   ① 욕구불만으로 생긴 긴장을 감소시키기 위하여 원래 대상과 비슷하며 동시에 사회적으로 용납되는 다른 대상으로 만족하는 방어기제
   ② 예 : '꿩 대신 닭'

(13) 상환(restitution)
   ① 배상하는 행위를 통해 무의식에 있는 죄책감으로 인한 마음의 부담을 줄이려는 방어기제
   ② 예 : '다이너마이트를 발명하여 이것이 전쟁에 사용됨으로써 많은 사람의 생명을 잃게 하고 돈을 많이 번 노벨이 이 돈을 사용하여 세계 평화에 기여하려고 ' 노벨 평화상 '을 제정하는 행위

(14) **상징화(symbolization)**
   ① 사물, 사고나 행위가 다른 일반적인 형태를 통하여 다른 것으로 표출되는 방어기제
   ② 즉 상징화는 무의식의 언어라고 볼 수 있다.
   ③ 예 : '꿈, 공상, 신화, 농담'

(15) **전환(conversion)**
   ① 불안을 감소시키기 위해서 개인의 강한 정신적 갈등이 신체적 증상. 즉 신체의 감각기관과 수의근계의 증상으로 표출되는 방어기제.
   ② 예 : '노인이 친한 친구의 사망 소식을 듣고는 하지 기능을 상실하는 것'

(16) **해리(dissociation)**
   ① 의식에서 갈등을 분리시키고 떼어냄으로써 정서적으로 충전된 갈등과 관련된 감정을 인식하지 못하도록 하여서 개인을 보호하는 방어기제
   ② 다중성격
   ③ 예 : '이브의 세 얼굴', 'Jekyll 박사와 Hyde'

(17) **보상(compensation)**
   ① 개인이 실제이거나 상상으로 신체적 또는 정서적 결손이나 특별한 행동이나 기술에 대한 무능함을 메우려 시도하거나 자아존경이나 자존감을 유지하려고 하는 방어기제
   ② 예 : '키 때문에 자기 반에서 데이트를 한 번도 신청 받아 보지 못한 젊은 여인이 그녀의 반에서 최신 유행하는 스타일의 옷을 입고 패션 전문가가 되는 것'

(18) **부정(denial)**
   ① 의식적으로 용납할 수 없는 생각, 감정, 소망, 욕구 또는 외부 현실에 대한 인식을 회피하도록 하는 무의식적 방어기제
   ② 말기 암 환자의 병식 상실하고 미래에 대한 계획을 세우는 것
   ③ 예 : '귀 막고 방울 도둑질한다.', '입 막고 고양이 흉내내기'

(19) **취소(undoing)**
   ① 죄책감을 경감시키기 위하여 이전에 행한 양심적으로 허용할 수 없는 행동이나 경험을 부인하는 방어기제
   ② 예 : '강박장애를 가진 대상자에게서 나타나는 반복해서 손을 씻거나 청소하거나 확인하는 것'

(20) **공상(fantasy)**
   ① 실제로는 이루어질 수 없는 욕구나 소원을 마음속으로 만족시키기 위하여 상상된 사건이나 정신이미지 속에서 비현실적인 것을 상상하는 방어기제
   ② 예 : '백일몽'

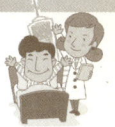

5. 인간의 정신·심리적 이해

1) Freud의 정신성적 이론

(1) 정신에너지의 일종인 리비도(libido)가 핵심 개념으로, 성격은 이 에너지를 중심으로 발달하며, 이 에너지가 중심이 된다고 믿는 신체 부위가 바뀌면서 단계별로 성격이 발달한다고 봄.

(2) 발달 단계는 구강기, 항문기, 남근기, 잠복기, 성기기로 나뉘며, 각 단계에 성공적으로 적응하면 정서적으로 성숙하여지나, 적응이 어려워지면 다음 단계에서의 발달은 더 어려워지고, 미해결된 갈등의 문제는 각 단계에서 성격의 어떤 형태로든 남아 있게 됨.

【 Freud의 정신성적 이론 】 기출 2010

단계	나이	특징
구강기 (oral stage) 기출 09	0~1.5세	젖 혹은 손가락을 빨거나 주위에 있는 인형·장난감·이불 같은 대상을 입 속에 집어넣는 행위를 통해 입의 욕구를 만족시키는 시기인데, 이 시기에 이러한 욕구를 지나치게 만족시키면 성인기에 유아적이고 의존적이며, 수동적인 성격을 갖게 될 수 있음. 반면, 이 시기에 이가 자라면서 깨물거나 물어뜯는 공격적인 특성이 지나치게 발달될 경우 성인이 되면, 냉소적, 비판적, 부정적인 성격을 갖게 될 수 있음.
항문기 (anal stage)	1.5~3세	배설물(대변)을 보유하거나 배설하는 활동을 통해 성적 쾌감을 경험하는 시기인데, 이 시기의 경험이 적절하지 못한 경우에는 항문기적 성격 (질서정연, 완고함, 규율엄수, 외고집, 근검절약)으로 발전하게 된다고 봄, 이와 반대로 방어에 실패하면 우유부단, 양가적 태도, 지저분하고, 규율에 반항적이거나 가학성이나 피학성을 나타냄.
남근기 (phallic stage)	3~6세	본능적인 에너지가 성기 주위에 집중되는 시기로 성기가 자극을 받을 때 아동에게 일어나는 신체변화가 쾌감을 가져다 줌, 오이디푸스 콤플렉스나 일렉트라 콤플렉스와 같은 복잡한 심리적 사건을 겪게 됨, 초자아 (Superego)가 형성됨.
잠복기 (latent stage)	6~12세	초자아 (Superego)의 형성과 자아 (Ego)의 성숙으로 본능적 충동을 통제할 수 있게 됨, 동성 간의 교류와 리비도 에너지 및 공격적 에너지(libidinal & aggressive energy)가 공부나 놀이로 승화(sublimation)됨, 오이디푸스 콤플렉스나 일렉트라 콤플렉스의 해소되는 시기임.
성기기 (genital stage)	12~성인이 되기 전	생리적인 변화와 더불어 성 기능의 성숙, 호르몬 변화로 성 본능이 강화됨에 따라 그동안 형성된 성격 구조의 퇴행과 과거의 발달 단계에서 생긴 갈등이 다시 재개되면서 해결의 기회를 가지게 되며, 해결 결과 성숙한 성인의 모습을 갖게 됨, 이 시기에는 부모로부터 독립하고 성숙된 이성 간의 관계를 성취하며, 자신의 성격에 대한 정체감을 가지고 사회의 기대, 문화적 가치를 가지고 새로운 적응과 통합을 이루게 됨.

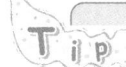

> **Tip** 오이디푸스 콤플렉스
>
> 그리스 신화에서 유래하는 오이디푸스 왕의 비극적 운명에 견주어서 만들어졌다. 신화에 나오는 오이디푸스 왕이 아버지를 살해하고 어머니와 결혼한다는 운명을 가지고 있다는 것에 근거한 것으로 남자아이는 특히 3살에서 5살까지 오이디푸스왕과 마찬가지로 아버지에게 적의를 품고, 어머니에게는 애정을 구하고자 하는 성적 욕망을 가지고 있다고 한다. 이러한 성적 욕망은 근친상간을 뜻하는 까닭에 금지당하게 된다. 이 욕망이 일어나는 시기를 발달적으로는 오이디푸스기 또는 남근기라고 한다.
>
> 아버지에게 적의를 품기 때문에 남자아이는 그 보복으로 거세되는 것이 아닌가 하는 공포를 갖게 된다. 이 공포가 계기가 되어 아버지처럼 되려고 하는 동일자각으로 오이디푸스콤플렉스는 극복되고 청산되며, 점차 잠재기로 이행되어 간다. 또한 사춘기에 이르면 성적 충동이 강하게 되고 오이디푸스적 욕망은 되살아나는데, 이 욕망은 다른 이성에게로 옮겨져 극복된다. 한편 여자아이의 경우에는 남자아이와 다르다. 여자아이는 남근이 없으므로 남근선망을 지니게 되고, 그 결과로 어머니를 적대시하고 아버지의 애정을 독점하고자 하는데, 이것을 엘렉트라콤플렉스라고 한다.
>
> 오이디푸스콤플렉스가 정신분석에서 중요한 뜻을 가지고 있는 것은, 모든 신경증의 병인이 이 콤플렉스에 기인하고 있기 때문이며 또한 이것이 어떻게 극복되고 청산되는가에 의한다고 생각하기 때문이다. 이것은 남근을 어떻게 이해하느냐가 문제이다. 또한 오이디푸스콤플렉스는 인간관계를 발생적으로 3자 관계로 생각하느냐, 둘만의 관계로 생각하느냐 하는 이론적인 문제를 제기하고 있다. 즉 아버지를 제외하고 어머니와 아들의 관계만을 생각하는 것에 뜻이 있느냐 없느냐의 문제이다. 한편 최근에 동성부모에게 더 애착을 가진다는 반론 즉 색다른 연구 결과도 나왔다.

2) Erikson의 이론 [기출 09]

(1) 정신·사회적 발달론이라고 함.

(2) 출생 후 인간의 자아가 부딪히는 정신적 위기를 어떻게 단계적으로 해결해 가느냐의 결과를 발달로 봄.

(3) 발달 단계 : 각 단계마다 발달 과제가 있는데 발달 과제를 잘 수행했을 경우와 그렇지 못했을 경우에 발생할 수 있는 문제를 언급함.

① 영아기 : 신뢰감/ 불신감

② 아동 전기 : 자율성/수치·의심

③ 아동 후기 : 주도/죄책감

④ **학령기 : 근면성/열등감** [기출 09]

⑤ 청년 전기 : 주체성 확립/역할 갈등

⑥ 청년 후기 : 친밀감/고립감

⑦ 중년기 : 생산/자기침체

⑧ 노년기 : 통합/절망

제 2 장
인간의 이해

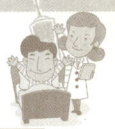

【 에릭슨의 정신 · 사회적 발달이론 】

단계(나이)	적응적 특성	부적응적 특성
신뢰감 대 불신감 (0~1세, 영아기)	음식과 빨기, 따뜻함과 안정, 사랑과 안전에 대한 영아의 기본욕구가 돌보는 사람에 의해 지속적으로 제공되면 신뢰가 형성	영아의 기본욕구가 충족되지 못하거나 부적절하면 의심, 두려움, 불신감을 갖게 된다. 이것은 부족한 음식, 수면, 배출로 나타난다.
자율성 대 의심 (1~3세, 유아기 초기아동기)	유아는 옷입기, 걷기, 잡기, 먹기, 배변을 자신의 의지대로 행동하려고 하면서 독립성을 갖게 되며, 자아 통제가 시작	유아의 독립성이 부모에 의해 허용되지 않는다면 유아는 개인능력을 의심하게 된다. 또한 자율적인 행동에 실패했을 때 나쁜 느낌을 갖게 되며, 유아는 부끄러워하게 된다.
주도성 대 죄책감 (3~6세, 후기아동기)	아동은 새로운 것을 계획하고 시도할 때 주도성이 개발 아동행동은 활기차거나 상상력이 풍부하고 끊임없이 질문 동일한 성의 부모와 동일시하기 시작하고 선악의 판단을 시작	부모의 억제는 아동의 주도성 개발을 좌절시키고, 부모와 갈등 상태에 놓일 때 죄책감이 일어난다. 아동은 다른 사람의 권리를 침해하지 않으면서 활동하는 것을 배워야 한다.
근면성 대 열등감 (6~12세, 학령기)	아동은 성취를 통해 자존감을 가지고 기술과 함께 무엇인가를 생산 아동은 학교와 교사로부터 지대한 영향을 받는다.	열등감은 아동이 성가시거나 하찮은 일을 제대로 수행하지 못하는 것을 어른이 인지할 때 일어난다. 성공적인 학교생활의 결핍이나 신체적 기술습득, 친구 만들기와 같은 것이 열등감을 생겨나게 한다.
정체감 대 역할 혼돈 (12~18세, 청소년기)	개인은 자아 통합성을 개발 또래들은 행동 전체에 중요한 영향을 미치며, 직업 목표를 결정하는 것이 중요한 결정사항	정체성 개발의 실패는 역할혼동을 일으키며, 무력감, 고립, 우유부단한 태도를 보인다. 정신 · 사회적으로 일시적 유예는 직업을 결정하는 데 많은 시간이 걸리게 한다.
친밀감 대 고립감 (18~45세, 초기 성인기)	타인과 관계를 맺고 끊는 것을 배우며, 여기에는 성적 대상자도 포함.	불완전한 자아정체감을 가지면 친밀감 형성이 어렵다. 타인과의 관계를 형성하지 못하거나 위축된 사람은 고립감을 형성
생산성 대 침체감 (45~64세, 중년기)	성숙한 성인은 다음 세대를 양성하고 교육하는 데 관심을 기울인다. 성인은 자기 자신보다는 다음 세대를 바라보며 다음 세대의 미래를 걱정	자기 몰입이 된 성인은 개인의 안녕과 물질 획득에 몰두하게 된다. 자신에 대한 몰입은 삶의 침체기를 만든다.
통합성 대 절망 (65세 이후)	노인은 만족감을 가지고 회상하며, 삶과 죽음을 받아들인다.	이 시기의 위기가 성공적이지 못할 때는 불행과 실망, 실패로 삶을 바라보는 절망감을 가져온다.

3) Sullivan의 이론

(1) 인간을 사회적인 존재로 봄.
(2) 인격 발달은 대인관계에 많은 영향을 미친다고 봄.
(3) 특히, 생후 초기 어머니와의 관계가 생애 전반에 걸쳐 영향을 미친다고 함.
(4) 부모가 주는 돌봄의 결과로 자신에 대한 인격화가 일어나는데 인정받고, 부드러운 돌봄에서는 좋은 나(good me), 불안한 상황의 경험으로부터 오는 나쁜 나(bad me), 공포나 두려움의 경험에 따르는 내가 아닌 나(not me)가 있음.

4) Mahler의 이론
(1) 분리·개별화 이론
(2) 인간이 어머니라는 대상에서 분리되는 심리과정을 다룸.
(3) 단계
　① 정상 자폐기 : 자기와 자기 아닌 것을 구별 못하는 단계
　② 공생기 : 모-아가 서로 반응하며, 공생적 관계를 갖는 단계
　③ 분리·개별화기 : 생후 4~5개월부터 시작되어 36개월경까지 이어지며, 어머니와의 유대로부터 벗어나 분리불안을 겪으면서 점차 어머니로부터 떨어져 자기를 인식하는 단계
(4) Borderline PD : 화해 접근분기에 고착되어 버려지는 것에 대한 공포와 분노 내재

【 인간의 발달 】

구분	정신·사회·발달 (Erikson)	인간의 발달	정신성 발달 (Freud)	인지 발달 (Piaget)
영아기 (0~1세)	신뢰 / 비신뢰	1) 어머니에게 의존 　2~3Mo social smaile 　6~7Mo stranger anxiety 　7~8Mo separation anxiety 2) 발달 과제 　특정 성인과 사회적 유대, 애착, 신뢰감, 기본적 안정감 획득	[구강기] 과잉 욕구 - 의존적, 자기중심적, 폭주, 애연, 과식, 과욕	[감각운동기] 대상 영속성
걸음마기 (1~3세)	자율성 / 수치, 의심	1) 걷기 시작 　대소변 훈련, 고집, 부정적, 공격적 (temper tantrum) 2) 발달 과제 　① 자율성, 독립성 　② 어머니와의 분리 　　개별화 + 내재화	[항문기] 배설 행위를 두고 부모와 투쟁 완벽, 인색, 양가감정, 고집, 강박성	[전조작기] ① 상징적 ② 자아 중심적 사고 ③ 물활론 　a. 대상에 생명을 부여 　b. magical thinking
학령전기 (4~6세)	주도성 / 죄책감	1) 다른 가족이나 아버지에게 관심 Oedipal complex : 아버지와 경쟁적 　① 아버지와 동일 시 : 남성다움 　② 죄악감, 공포 2) 언어 급성장 : 꿈, 귀신, 도깨비 　놀이 : 학습, 불안·분노 해결 수단 3) 발달 과제 　① 성역할 　② 가치관, 초자아 성립 　③ social role	[남근기] Oedipal complex castration fear 초자아 성립	
학령기 (7~12세)	근면성 / 열등감	• 가정을 벗어나 새로운 인간 관계 형성학교, 단체의식, 사회화, 자신감, 만족감 성취가 중요, 구체적인 사고, 죽음의 영구성	[잠복기] 동성친구를 찾는 시기	[구체적 조작기] ① 논리적 사고 ② classification ③ 보존 개념 (컵의 모양이 바뀌어도 물의 양이 같다.)
청소년기 (13~19세)	자아 정체성 / 혼돈	• 질풍노도의 시기	[성기기] 2차 성징, 성인으로서의 성 확립 심리적 독립 개인 주체성 확립	[형식적 조작기] 추상적 사고, 가설
후기 성인기 (36~64세)	생성 / 정체	• Jung : 40세를 인생의 정오 (noon)라 칭함. • 발달 과제 : 후세 양성, 업적		
노년기 (65~98세)	통합 / 절망	• 발달 과제 　지혜, 인생을 크고 넓게 보는 원숙함.		

제 2 장
단원 예상문제

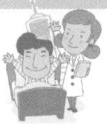

단원 예상문제

01 다음은 Freud의 인격발달 각 단계에 대한 설명이다. 적절치 않은 것은?

1) 구강기 - 구강을 통하여 쾌감을 느끼며 요구, 지각, 표현방법이 이에 집중되어 있다.
2) 항문기 - 이 시기의 갈등을 원만히 넘기면 성장하여 항문기적 성격이 된다.
3) 남근기 - 이 시기 말에 동성 부모에 대한 경쟁심과 관련하여 동일시 기제가 작용한다.
4) 잠복기 - 전에 가졌던 충동들이 잠재되는 시기로 지적활동에 에너지를 쏟는다.
5) 성기기 - 성적 에너지가 재분출 되어 억압되었던 충동이 드러나고 현실화할 수 있다.

해설 Freud의 인격발달 단계는 구강기, 항문기, 남근기, 잠복기, 성기기로 각 단계별 특성은 다음과 같다.
• 구강기 : 구강을 통하여 성적 욕구를 충족하며, 쾌감을 느끼며 요구, 지각, 표현 방법이 구강 근처에 집중되어 있으므로 일관성 있는 돌봄을 통해 적절히 만족될 수 있다.
• 항문기 : 항문 부위가 초점으로 대변의 보유나 배출에서 쾌감을 느끼는데 현실적인 요구와 배출하는 만족감 사이에서 갈등한다. 원만히 넘기면 자주적인 성격, 과잉충족이나 좌절을 경험하면 인색하고 완고한 항문기적 성격이 된다.
• 남근기 : 자기 생식기에 대해 관심을 갖고 쾌감을 느끼며, 이 시기 말에 동성 부모에 대한 경쟁심과 관련하여 동일화 기제가 작용되어 어른의 역할을 배운다.
• 잠복기 : 성적 욕구가 억압되어서 전에 가졌던 충동들이 잠재되는 시기로 운동이나 게임 등 지적 활동에 에너지를 쏟는다.
• 성기기 : 성적 에너지가 다시 분출되어 억압되었던 충동이 드러나게 되고 이 충동을 현실적으로 수행할 수 있게 된다.

02 Freud가 말한 성장발달 단계 중 퇴행하거나 억압되었을 때 강박적인 행동을 보인 시기는?

1) 구강기   2) 항문기   3) 잠복기
4) 생식기   5) 오이디프스기

 ▶ 항문기 (1.5~3세)
욕구의 과잉 부족 : 양가감정, 더러움, 너저분함, 반항, 분노, 가학-피학성을 지닌 성격

정답 1-② 2-②

Chapter 2 · 인간의 이해   49

03 항문기적 성격의 특징으로 바르게 짝지어진 것은?

| 가. 이기적이고 인색 | 나. 강박적 |
| 다. 의존적, 탐욕적 | 라. 완벽주의자 |

1) 가, 나, 다   2) 가, 다   3) 나, 라
4) 라   5) 가, 나, 다, 라

 ▶ 항문기 (1.5~3세)
  욕구의 과잉 충족 : 질서정연하고, 완고하며, 완벽하고 인색하여 수전노 같은 성격으로 발달
  ⇒ 항문기적 성격, 강박적인 성격

04 다음은 Erickson 발달이론에 의거하여 각 단계마다 극복해야 할 과제들에 대한 설명이다. 올바른 설명은 어느 것인가?

1) 영아기 - 타인과 자기자신에 대해 신뢰할 수 있다.
2) 초기 아동기 - 자기주장과 의도가 환경에 미치는 영향을 배운다.
3) 후기 아동기 - 자기를 조절함으로써 나타나는 결과를 배운다.
4) 학령기 - 자신의 능력을 실현시키기 위한 계획을 수립한다.
5) 중년기 - 타인과 친밀한 관계를 형성하고 직업에 전념한다.

초기 아동기 때 자기를 조절함으로써 나타나는 결과를 배운다. 후기 아동기 때 자기주장과 의도가 환경에 미치는 영향을 배운다. 청소년기 때 자신의 능력을 실현시키기 위한 계획을 수립한다. 초기 성인기 때 타인과 친밀한 관계를 형성하고 직업에 전념한다. 중년기에는 가정을 이루어 다음 세대를 지도한다. 창조성과 타인에 대한 관심으로 확대한다.

05 청소년기에 자아주체성을 확립하지 못했을 때 나타날 수 있는 것은 무엇인가?

1) 자아 역할혼동   2) 타인과의 대인관계 결여   3) 변태성욕자
4) 강박적 성격   5) 과음과 과흡연

 ▶ 청소년기 : 주체성 대 역할 갈등 (12~18세) - Erickson
  자신이 누구이며, 장래에 어떤 사람이 되어 무슨 일을 하며, 누구를 사랑할 것인지를 결정하는 정체감 형성 시기. 자아를 개발한 뒤 삶의 통일성과 지속성을 개발할 수 있어야 함.

정답 3-③ 4-① 5-①

제 2 장 단원 예상문제

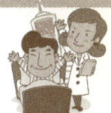

06 다음은 인격발달론을 주장한 대표적인 학자들이다. 옳게 연결된 것은?

1) 인간의 전체 인생과정을 모두 포함시켰으며, 정신·사회적 발달에 중점을 두었다. - E. Erickson
2) 인간은 대인관계의 결과로 행동하는 것을 배운다. - J. Piaget
3) 어렸을 때의 욕동 특성과 대상관계를 연관시킨 정신성적 발달이론을 제시했다. - J. Piaget
4) 인간의 인지발달에 대한 이론을 개발하였다. - H. S. Sullivan
5) 인격의 지적발달을 중요시 여겼다. - E. Erickson

> **해설** 에릭슨 (정신·사회적 이론) : 자아의 발달이 인격발달의 기본. 인격은 일생을 통해 이루어짐. 발달은 사회적 목표, 감정, 부모-아동 상호작용과 사회적 관계에서 일어나는 갈등의 결과로 일어나며, 일생을 통한 과업

07 Sullivan의 발달이론에 대한 설명으로 옳지 않은 것은?

1) 대상관계이론으로 불리며, 생후 3년 동안의 정신적·심리적 과정에 대한 내용이다.
2) 개인의 인격은 다른 사람들과의 사회적 교류에서 생긴다.
3) 인격의 건전한 발달과 기능에는 생물학적 욕구의 만족과 지위 및 타인과의 관계에 있어 안정이 필요하다.
4) 자아개념과 불안은 생의 초기 경험과 밀접하게 관련되어 있다.
5) 대인관계를 중심으로 인격발달을 6단계로 나누고 있다.

> **해설** '1)' 항은 말러의 분리-개별화 발달 이론에 대한 설명이다.

08 다음은 Sullivan의 이론에 대한 설명이다. 적절치 않은 것은?

1) 구강기 - 아동기 - 청소년기 - 청년기를 거쳐 발달한다.
2) 생후 초기 어머니와의 관계가 인격발달에 영향을 미친다.
3) 인정받고 돌봄 받은 경우 좋은 나(good me)로 인격화한다.
4) 원시적, 나열적, 종합적 인지양식을 거쳐 발달한다.
5) 근본적으로 인간을 사회적인 존재로 보았다.

> **해설** Sullivan은 인간을 근본적으로 사회적인 존재로 보았으며, 이녁 발달에는 대인관계적 경험이 많은 영향을 미친다고 보았다. 특히 생후 초기 어머니와의 관계가 생애 전반에 걸쳐 영향을 미친다고 하였다. 부모가 주는 돌봄의 결과로 자신에 대한 인격화가 일어나는데 인정받고 부드러운 돌봄에서 오는 좋은 나 (good me), 불안한 상황의 경험으로부터 오는 나쁜 나 (bad me), 공포나 두려움의 경험에 따르는 내가 아닌 나 (not me)가 있다. 이것은 자기체계의 일부분을 형성하며 영아기, 아동기, 소년기, 전 청소년기, 초기 청소년기, 후기 청소년기를 거치며 발달한다. 인지과정에서는 원시적, 나열적, 종합적 양식을 거치며 발달한다.

정답 6-① 7-① 8-①

09 다음은 자아개념에 대한 설명이다. 적절하지 못한 설명은?

1) 인간은 모두가 다른 자아개념을 가지고 있다.
2) 자아개념은 출생 시부터 형성된다.
3) 자기신체에 대한 개념은 자아개념에서 중심을 차지한다.
4) 자아개념은 인간의 행동에 강력한 영향을 끼친다.
5) 자아개념이 발달함에 따라 세계와의 관계에 대해 독특한 지각을 형성하게 된다.

> **해설** 대개의 이론가들은 자아개념은 출생 시부터 형성되는 것은 아니라는데 동의하고 있으며, 자기는 유아가 타인과 자기를 분별하기 시작하면서 막연하게나마 독립된 개체로 인식하기 시작하게 되면서 점차 발달된다.

10 다음은 청소년기의 특징이다. 이 중 맞는 것으로 조립된 것은?

> 가. 신체발달 - 급속한 신체적 성숙과 2차 성징의 발달
> 나. 인지발달 - 자아중심적 사고와 추론 능력
> 다. 사회적 발달 - 집단에 대한 동조행위와 이성에 대한 관심
> 라. 정서적 발달 - 정서적인 안정성과 유머 사용

1) 가, 나, 다   2) 가, 다   3) 나, 라
4) 라   5) 가, 나, 다, 라

> **해설** 청소년기의 인지발달은 추상적 개념의 사고가 포함되고 추론능력이 점차 복잡해지며, 정서적으로 불안정 상태로 양가감정, 불안, 분노, 공포 등을 나타낼 수 있다.

11 청소년기의 왕성한 공격적, 성적 에너지가 격렬한 운동이나 춤으로 발산될 때 작용하는 방어기제는?

1) 반동형성   2) 합리화   3) 승화
4) 전환   5) 상환

> **해설** 승화는 본능적 욕동을 최초로 목표나 대상으로부터 보다 사회적 가치를 지닌 것으로 옮겨놓음으로써 억압의 필요성을 제거하는 과정이다. 처음에는 성적 또는 공격적 목적을 지녔다가 그 목적이 바뀌어 사회적으로 용납될 수 있는 비이성적, 비공격적인 형태로 나타나는 현상이다. 청소년기의 왕성한 성적, 공격적인 에너지를 격렬한 춤이나 운동으로 승화시키는 것 등이 그 일례이다.

정답 9 - ② 10 - ② 11 - ③

제 2 장 단원 예상문제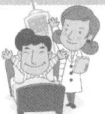

12 다음 문항 중 정신역동적 간호의 전체를 모두 묶어 놓은 것은?

> 가. 모든 행동은 의미가 있고 이해할 수 있다.
> 나. 인간은 자신의 행동이나 행동에 대한 이유를 인식하지는 못한다.
> 다. 모든 행동은 변화될 수 있다.
> 라. 개인은 변화하느냐 또는 변화하지 않느냐를 선택할 권리가 있다.

1) 가, 나, 다 2) 가, 다 3) 나, 라
4) 라 5) 가, 나, 다, 라

해설 모두는 정신역동적 간호에 대한 설명이다.

13 다음 중 자아개념에 대한 설명으로 바르지 못한 것은?

1) 스스로 자기자신에 대해 가지고 있는 개념이다.
2) 모든 인간은 자아개념을 지니고 있다.
3) 자아개념은 선천적으로 가지고 태어난다.
4) 행동에 있어서도 자아개념은 영향을 끼친다.
5) 개인의 내적경험 뿐 아니라 타인과의 경험을 통해서 학습된다.

해설 ▶ 자아개념
자기자신에 대한 지각, 감정 및 신념의 총합으로 자신의 능력과 가치를 지각하는 방식이다. 자기는 유아가 타인과 자기를 분별하기 시작하면서 막연하게나마 독립된 개체로 인식하게 되면서 점차 발달된다.

14 다른 사람과 서로 만족하는 관계를 형성하는 능력은 부모나 중요한 사람들과 인생 초기의 상호작용이 비롯되는 내재화 양상과 관련되어 별 문제가 없는 사람에서는 적개심을 적게 가지고 의미있는 관계를 유지할 수 있는 기능은 무엇인가?

1) 사고과정 2) 자아억압 3) 대상관계
4) 자아방어 기능 5) 자극장애

해설 사고과정은 주의, 기억, 집중, 예측, 개념형성을 추진하고 촉진시키며, 현실과 부합되는 인지와 이차사고 과정을 처리하는 능력이고, 자아억압은 더 나은 성취를 위해 적응 시 자아기능 수준이 적응을 위해 억압할 수 있는 능력이고, 대상관계는 좋고 나쁜 사람과의 융합이나 분리의 정도를 결정할 수 있는 능력이며, 자아방어기능은 위협적인 내·외적 자극에 대해 방어하고, 자극장애는 여러 수준의 감각자극을 통합하고 조절해서 수용하는 능력이다.

정답 12 - ⑤ 13 - ③ 14 - ③

15 다음의 정신기제 중 연결이 잘못된 것은?

1) 보상 - 작은 고추가 맵다.
2) 전치 - 동에서 뺨맞고 서에서 화풀이
3) 부정 - 꿩 대신 닭
4) 합리화 - 신포도 이솝우화
5) 투사 - 잘못된 것은 조상 탓

해설 '꿩 대신 닭'은 방어기제 중 대리형성(substitution)임.

16 손씻기와 닦기를 반복하는 환자들은 어떤 방어기제를 사용하여 불안을 해결하려 하는가?

1) 취소, 격리, 반동형성　　2) 투사, 격리, 해리　　3) 전환, 취소, 억제
4) 응축, 해리, 투사　　5) 퇴행, 취소, 해리

해설 ▶ 방어기제
- 취소(undoing) : 죄책감을 경감시키기 위하여 이전에 행한 양심적으로 허용할 수 없는 행동이나 경험을 부인하는 방어기제
- 격리(isolation) : 과거나 현재의 경험에 있어서 실제 사실은 의식에 남아 있으면서도 그 사실과 관련된 고통스러운 감정이나 충동은 그 사실과 분리시킴으로써 무의식에 남게 하는 방어기제
- 반동형성(reaction formation) : 수용할 수 없는 감정이 억압되고 있는 동안에 개인이 다른 사람이나 상황에 대하여 그 상황에서 통상적으로 기대되는 것과 반대되는 감정, 태도나 행동을 표현하는 방어기제

17 동생의 눈이 너무 아름다워 질투를 느낀 언니가 "동생의 눈이 짝눈이 되어버렸으면 좋겠어"라고 생각을 하였다. 이 생각은 그녀의 무의식 속에서 죄책감을 일으켰다. 언니의 주된 방어기제는?

1) 억압　　2) 투사　　3) 취소
4) 합리화　　5) 해리

해설 여기서 "죄책감"이 key point
죄책감을 상쇄하기 위하여 행동한 것으로 보임.

정답　15 - ③　16 - ①　17 - ③

Nursing Power Manual

CHAPTER
제 3 장

치료적 인간관계와 의사소통

치료적 인간관계	57
치료적 의사소통	66
단원 예상문제	75

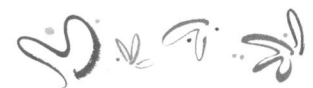

제 3 장
치료적 인간관계와 치료적 의사소통

01 치료적 인간관계

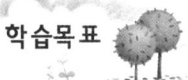

학습목표
1. 치료적 인간관계의 개념에 대해 이해한다.
2. 치료적 인간관계의 특징을 파악한다. ★
3. 치료적 인간관계의 목적을 설명한다.
4. 치료자 (간호사)의 요건을 파악한다. ★★
5. 치료적 인간관계의 촉진요인을 열거한다. ★★★
6. 치료적 인간관계의 장애요인을 이해한다. ★★
7. 치료적 인간관계의 단계를 파악한다. ★★★★

1 개념

1) 서로에게 학습경험이 되며, 약한 사람이 두려움이나 위협이 없이 성장할 수 있도록 지지해 주는 관계를 의미함.
2) 다른 사람의 불편을 덜어 주는 데 도움을 줄 수 있도록 능력을 갖춘 전문가와 도움을 필요로 하는 대상자 간의 상호관계

2 특징

1) 간호사와 대상자 각자의 인격에 기반을 두면서 이루어지며, 상호 간에 존경을 하며, 문화적인 차이점을 수용하면서 진행됨.
2) 간호사와 대상자 상호간에 학습경험이 되며, 대상자에게는 교정적인 정서 경험이 됨.

3) 대상자가 지닌 가치관을 존중해 주어야 하며, 대상자가 자신의 자아정체감을 좀 더 잘 정의내릴 수 있도록 도와야 함.
4) 인간 행동에 대한 목적과 과학적인 지식을 가지고 관계를 시작하여야 함.

3 목적

1) 자기실현, 자기수용, 자존감의 증진
2) 확고한 정체감 및 통합성의 증진
3) 친밀하고 상호의존적인 관계를 맺을 수 있는 능력, 사랑을 주고받을 수 있는 능력의 증진
4) 욕구를 적절하게 만족시키고 현실적인 목표를 성취할 수 있는 능력의 증진

4 치료자(간호사)의 요건 기출 01,04,2010

1) 자기인식("나는 누구인가?")
　(1) 자신의 느낌과 행동, 반응을 시험해 볼 수 있어야 함.
　(2) 자기 자신을 확실히 이해하고 수용함으로써 대상자의 독특성을 인식할 수 있어야 함.
　(3) 조하리 창
　　① 자기인식의 증진 및 대인관계 개선에 도움이 되는 개념 틀
　　② 대인관계의 깊이나 믿음의 정도를 이해하는 데 도움.
　　　a. 제 1사 분원
　　　　√ 개방 영역
　　　　√ 자신에 대해 자신도 알고 있고 타인도 알고 있는 영역
　　　　√ 일반적으로 잘 드러나 있거나 타인도 자신에 대해 알고 있는 실제적 정보
　　　b. 제 2사 분원
　　　　√ 눈이 먼 영역
　　　　√ 타인들은 알고 있으나 자기는 모르고 있는 영역
　　　　√ 일반적으로 다른 사람이 자신에 대해서 가지고 있는 인상과 자신의 행동에 대한 다른 사람의 설명 등
　　　c. 제 3사 분원
　　　　√ 숨겨진 영역
　　　　√ 타인은 모르지만 나만 알고 있는 영역
　　　　√ 공포, 불안, 의심, 성생활, 의미 있는 대상과의 싸움, 갈등 등

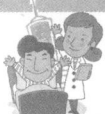

d. 제 4사 분원
- ✓ 알려지지 않은 영역
- ✓ 자신에게도 알려져 있지 않을 뿐만 아니라 다른 사람에게도 알려지지 않은 영역

1 나와 남이 아는 나	2 남만 아는 나
3 나만 아는 나	4 나도 남도 모르는 나

【 조하리 창 (Johari window) 】

2) 가치관의 명료화("나에게 중요한 것이 무엇인가?")
  (1) 인간관계에 솔직할 수 있게 함.
  (2) 자신의 욕구를 만족시키기 위해 대상자를 부당하게 혹은 비윤리적으로 이용하는 것을 막아줌.
  (3) 가치관의 갈등 상황을 규명할 수 있게 함.
  (4) 자신의 가치관을 다른 사람에게 투사 또는 강요하는 것을 막아줌.

3) 감정에 대한 탐색
  (1) 자신의 느낌을 인식하고 조절할 수 있으며, 적절히 표현할 수 있어야 함.
  (2) 자기 감정에 개방적인 간호사는 자신이 대상자에게 어떻게 반응하는지, 대상자에게 어떻게 보이는지는 알 수 있음.

4) 역할 모델
  (1) 간호사는 대상자에게 건강한 역할 모델이 되어야 함.
  (2) 간호사가 자기 자신을 치료적으로 이용해야 함.

5) 이타주의("나는 왜 다른 사람을 도와주기를 원하는가?")
  (1) 사람들에게 관심을 가지고 있으며, 인본주의적 사랑에 의해 남을 도와야 함.
  (2) 보상이나 인정을 기대해서는 안 됨.
  (3) 자기 희생을 하라는 의미가 아님.

6) 윤리 의식과 책임감
  (1) 사람과 사회에 대해서 가지고 있는 개인의 믿음은 행동을 하는데 있어서 하나의 지침이 됨.
  (2) '간호 윤리 강령'은 치료적 인간관계에서 책임감에 관한 가치를 반영하고 있으며, 대상자의 안녕과 사회적 책임감에 대해 판단을 하는데 있어서 참고가 되는 기틀을 제공함.

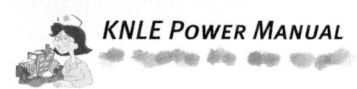

5 촉진요인(C.Rogers) 기출 98,99,01,2010

1) 신뢰
(1) 치료적 관계에서 가장 기본이 되는 것
(2) 당황스럽고 실망할 수 있는 상황에 놓일 것을 알면서도 타인과 더불어 나 자신이 위험부담을 함께 떠맡는 것을 포함.
(3) 간호사는 대상자로 하여금 비난하거나 얕보지 않으며, 두려운 존재가 아니고 온정어린 존재로 믿을 수 있게 해야 함.

2) 전문성
(1) 간호사는 치료적 인간관계에서 전문적 지식과 기술을 가지고 간호에 임해야 함.
(2) 간호사는 정신 건강 문제에 대한 전문 지식과 효과적으로 중재할 수 있는 능력을 구비해야 함.
(3) 간호사는 정서적이고 실용적인 측면에서 대상자를 도울 수 있도록 유능해야 함.

3) 돌봄
(1) 간호실무의 본질
(2) 관심·사랑·지지·나눔·정성·온정 등의 속성을 지니고 있음.
(3) 돌봄 행위는 인간의 생명에 대한 관심과 존중이 요구되며, 성장과 변화, 생명의 영적 차원을 인정함.
(4) 자기 자신을 치료적으로 이용하고, 대상자의 욕구를 확인하고 반응하며, 위로하여 주는 것이 포함.

4) 공감
(1) 다른 사람의 관점에서 사건이나 사물을 바라보고, 이러한 이해를 가지고 그 사람과 의사소통할 수 있는 능력
(2) 자신의 상황 속에서 대상자의 심정을 이해하고 수용하는 것
(3) 돕는 기술의 하나. 대상자의 치료 효과에 중요한 영향을 주는 요소
(4) '다른 사람의 입장에 서는 것', '다른 사람의 마음으로 사물을 바라보는 것' 등으로 표현
(5) 상대방의 내면세계를 마치 자기 자신의 것처럼 경험할 수 있는 능력, 상대방의 느낌과 의미를 지각하여 여기에서 이해된 것을 상대방에게 전달하는 능력
(6) 자기 확인의 욕구를 충족, 대상자의 느낌을 알아차리고 인정하는 것
 → 대상자는 치료자의 공감적 이해를 통해 자아개념의 변화 가져오게 됨.
 → 자아개념의 변함에 따라 행동이 변화하게 되어 치료에 긍정적인 결과 가져오게 됨.

5) 진실성
(1) 최상의 의사소통을 위한 기초
(2) 솔직하게 있는 그대로 인간 대 인간으로 관계를 맺는 것
(3) 대상자가 간호과정을 더 쉽게 신뢰하고, 대상자의 개방적인 자기탐색을 촉진하고 격려

(4) 자신의 참된 생각과 감정을 언어와 비언어적 수단인 얼굴표정과 제스처와 자세까지도 포함된 행동이 일치하게 다른 사람에게 표현하는 것
(5) 대상자가 자신의 생각과 느낌을 자유롭게 표현할 수 있게 함.
(6) 간호사에 대한 신뢰감 가짐.
(7) 현 상황에서 이용할 수 있는 정보를 획득할 수 있음.
(8) 편안한 환경에서 긴장 없이 지낼 수 있게 함.
(9) 진정으로 인간과 대화하는 분위기를 즐길 수 있음.

6) 무조건적인 긍정적 관심
(1) 대상자를 한 인간으로 존중하며, 그의 감정, 사고, 행동을 평가하지 않고 잠재력과 감정을 지니고 있는 가치 있는 대상으로 받아들이는 것
(2) 대상자가 자신이 직업의 일부로 대해지는 것이 아니라 진심으로 존중받고 있다고 느낄 때 간호사를 신뢰하게 됨.
(3) 대상자가 긍정적 관심을 받고 있다고 느낄 때 대상자는 자유롭게 자신의 감정을 경험하고 표현할 수 있어, 치료적 변화가 일어날 가능성이 증가함.

6 장애요인 기출 99.03

1) 저항
(1) 대상자가 변화를 두려워하여 불안을 야기하는 사항을 인식하지 않은 채 머물러 있으려고 하는 것
(2) 치료적 관계의 단계 중 활동 단계에서 많이 볼 수 있음.
(3) 저항 행위를 하도록 자극하는 상황
  ① 대상자의 감정에 대해 지나치게 빠르게 다루려고 할 때
  ② 지나치게 깊숙이 탐색하려고 할 때
  ③ 대상자에 대한 존중심이 결여되었을 때
  ④ 치료적인 역할 모델이 되지 못할 때
(4) 대상자가 저항할 때 간호사가 해야 하는 가장 중요한 것은 '경청'임.

2) 전이
(1) 대상자가 아동기에 중요한 인물에게 나타냈던 행동 양상이나 정서적 반응을 무의식적으로 치료자에게로 옮겨오는 것
(2) 무의식적 갈등에 근거
(3) 예 : 대상자가 어린시절에 어머니를 미워하였던 감정이 지금의 치료자인 간호사를 미워하게 되는 감정으로 옮아오는 것

3) 역전이 `기출 99`

(1) 치료자의 과거 갈등 경험이 무의식적으로 대상자에게로 옮겨져 치료자가 대상자에 대해 부적절하고 왜곡된 반응을 보이는 현상
(2) 간호사에게 있어 가장 흔한 역전이 증거는 대상자에 대한 지나친 동일시
(3) 예 : 어렸을 때 자신의 오빠를 미워했던 간호사가 자신의 대상자를 오빠처럼 미워서 보기 싫어하는 것
→ 역전이 현상이 일어나고 있음을 알아차리게 되면, 치료자는 대상자와의 객관성을 유지할 수 있도록 임상 감독이나 다른 치료자에게 도움을 청하거나 치료자나 대상자를 바꾸는 것이 바람직함.
→ 치료에서 촉진요인으로 작용할 수도 있음.

4) 경계선 침해

(1) 간호사가 치료적 관계의 경계를 넘어 대상자와 개인적이고, 사회적인 관계를 맺으려고 할 때 일어남.
(2) 예 : 간호사 자신의 행동이 대상자와 가족에게 지나치게 관여하거나 침해한다고 피드백을 받는 경우

7 단계 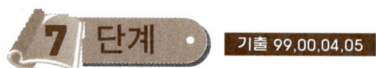 `기출 99,00,04,05`

1) 상호작용 전 단계

(1) 자신의 불안과 두려움의 근원 확인
(2) 간호사는 자신의 느낌, 상상, 두려움 등을 분석하는 자기탐색의 과정을 거쳐야 함.
(3) 자신의 전문적인 강점과 한계점에 대해서 분석하고, 가능하다면 대상자에 대한 자료를 수집함.
(4) 대상자와의 첫 만남에 대해 계획함.

2) 초기 단계 (소개 단계) `기출 00`

(1) 간호사는 대상자에게 첫 입원 수속 또는 기술적 간호를 제공
(2) 간호사는 먼저 대상자의 이름을 알고 난 후에 자신을 소개해야 함(수용적이고 개방적인 의사소통을 하면서 협력관계를 형성함.).
(3) 간호사는 대상자의 행동을 수용, 신뢰감이 형성될 수 있도록 노력
(4) 문제 확인, 간호진단 내리기, 목표 세움, 우선 순위 설정, 간호계획 세움.
(5) 대상자와 간호사는 면담시간 및 장소, 문제탐색, 비밀보장 등에 대한 계약을 맺는다.
(6) 평가 : 신뢰감이 발달됨에 따라 안정감을 느끼게 되었는지, 대상자가 자신의 생각과 감정을 말로 표현하도록 도움을 받았는지, 부적절한 스트레스 적응 영역이 확인되었는지, 대상자의 강점과 약점이 사정되었는지, 간호사와 대상자 관계의 목적이 설정되었는지 확인

제 3 장 치료적 인간관계와 치료적 의사소통

3) 활동 단계 기출 97,00,04
(1) 간호사는 대상자가 자신의 감정으로 표현하고 새로운 적응방법을 시도할 수 있도록 격려해야 하며, 효과적인 문제해결 방법을 강화시켜야 함.
(2) 실제적인 행동의 변화가 이 단계의 초점
(3) 치료적 과제
① 대상자는 특수한 개인적 경험에 대한 현실감이 증가되어야 한다.
② 자아개념이 발달되고 자신감이 증진되어야 한다.
③ 불편한 감정이 존재할 수 있음을 인식하고 그것을 말로 표현할 수 있어야 한다.
④ 대상자가 독립적으로 기능할 수 있도록 준비되어 있는가를 사정하여 독립의 기회를 제공한다.
⑤ 대상자가 건설적인 적응 기전을 향상시킬 수 있도록 도와야 한다.

4) 종결 단계 기출 99
(1) 대상자와 간호사에게 학습 경험이 최대한으로 일어나는 단계
(2) 대상자의 진행사항과 목적의 달성 여부에 대해서 상호 간에 평가하는 시간
(3) 간호사의 역할
① 간호사는 종결이 스트레스를 유발할 수 있음을 인식하고 대상자가 적응적 행동을 할 수 있도록 지지해 주며, 대상자의 개인적인 요구에 민감하게 반응하여야 한다.
② 대상자와 상호 관계하는 시간을 줄여 나가며, 대상자의 미래에 중점을 두고 접근한다.
③ 정서적 외상을 경험할 수 있는 대상자의 감정을 이해하고 극복할 수 있도록 도와준다.

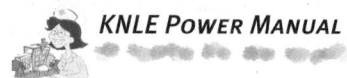

【 관계의 각 단계에서의 간호사의 과업 】 기출 2010

단계	과업
상호작용 전 단계	• 자기 자신의 느낌, 환상, 두려움 등을 탐색한다. • 전문적인 강점과 한계점에 대해서 분석한다. • 가능하다면 대상자에 대한 자료를 수집한다. • 대상자와의 첫 만남에 대해 계획한다.
초기 단계	• 대상자가 왜 도움을 청하는지 결정한다. • 신뢰적이고, 수용적이고, 개방적인 의사소통을 수립한다. • 상호간에 계약을 수립한다. • 대상자의 생각, 느낌, 행동 등을 탐색한다. • 대상자와 목적을 세운다.
활동 단계	• 관련있는 스트레스원에 대해서 탐색한다. • 대상자가 통찰력을 발전시키고 건설적인 대처기전을 이용하도록 도와준다. • 저항행위를 극복한다.
종결 단계	• 이별이라는 현실 상황을 수립한다. • 치료의 진전사항과 목적의 성취 여부에 대해서 고찰한다. • 거부감, 상실감, 슬픔, 분노, 그밖의 관련된 행위에 대해서 상호 간에 탐색한다.

제 3 장
치료적 인간관계와 치료적 의사소통

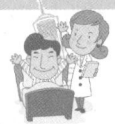

【 대상자가 정신과적인 도움을 청하는 이유에 대한 분석 】

정신과적인 도움을 청하는 이유	적절한 간호 접근	반응의 예
환경의 변화 (집에서 치료기관으로) 대상자는 보호, 편안함, 휴식, 가정이나 직장에서 요구하는 역할에서부터의 자유로움을 원한다.	치유과정이 진행되면서 치료기관의 환경이 보호와 편안함을 제공할 것이라는 점을 강조	"집이나 직장에서 당신을 가장 힘들게 했었던 것이 어떤 것이었습니까?"
양육 대상자는 누군가 자신을 돌보아주고, 자신의 질병을 치유해주고, 자신이 좀더 좋은 느낌을 가질 수 있도록 도와주기를 원한다.	대상자의 양육에 대한 욕구를 인정한다. 도움과 돌봄이 제공될 것임을 알리면서 안심시킨다.	"당신이 좀더 편안함을 느끼도록 도와주겠습니다."
통제 대상자는 자신이나 타인에게 파괴적인 충동이 있음을 알고 있으나 내적인 통제력이 부족하다.	약물로 내적인 통제를 하거나 치료기관 내에서 외적인 통제를 강화	"우리는 당신이 자신을 해치도록 방치하지는 않을 것입니다." "언제 파괴적인 생각을 많이 하게 됩니까?" "여기에서는 치료진들이 당신과 같이 있을 것입니다."
정신과적인 증상 대상자는 우울해 지거나 신경이 예민해짐, 눈물을 흘리는 행위 등이 있었음을 말하며, 도와주기를 강력히 원한다.	증상에 대해서 명확히 할 것을 요청한다. 대상자의 삶의 경험을 이해하도록 노력한다.	"당신이 신경이 예민하고 화가 난것을 알고 있습니다. 집이나 직장에서 어떤 일이 있었는지 이야기 해주세요. 그러면 제가 잘 이해할 수 있을 것입니다."
문제 해결 대상자는 특정한 문제 혹은 갈등 영역을 규명한다. 또한 그러한 사항들을 논리적으로 해결하기 원하며 변화하기 원한다.	대상자가 문제를 객관적으로 보도록 도와준다. 문제-해결 과정을 이용한다.	"음주가 당신의 인생에 어떻게 영향을 주었습니까?"
도움을 청하는데 있어서 신중함 가족, 친구, 건강 전문인들이 대상자에게 치료의 필요성을 납득시키는 상황에서 대상자는 분노, 양가감정, 혹은 무관심을 느낄 수 있다.	도움을 청한다는 것을 둘러싸고 있는 사실에 대해서 확인시킨다. 적절한 한계를 세운다.	"당신이 여기 있는 것에 대해서 화가 나 있다는 것을 알고 있습니다. 함께 대화를 나누고 나서 좀더 편안해지기를 바랍니다."

02 치료적 의사소통

학습목표
1. 의사소통의 정의를 이해한다.
2. 의사소통 과정의 구조적인 요소를 설명한다. ★
3. 의사소통의 유형을 파악한다. ★
4. 치료적 의사소통 기술을 설명한다. ★★★★
5. 비치료적 의사소통 기술을 이해한다. ★★★

1 의사소통의 정의

- 둘 또는 그 이상의 사람들 사이에 '사실, 생각, 의견 또는 감정'의 교환을 통하여 공통적 이해를 이룩하고, 수용자측의 '의식이나 태도 또는 행동에 변화'를 일으키게 하는 일련의 언어적·비언어적 행동

2 의사소통 과정의 구조적인 요소 [기출 04]

1) 전달자 : 전달과정을 시작하는 사람. 메시지를 부호화하는 사람
2) 메시지 : 전달자에게서 수용자에게로 전달되는 정보
3) 수용자 : 메시지에 대해 지각하는 존재
4) 피드백 : 전달자에 대한 수용자의 언어적인 반응 및 행위적인 반응
5) 맥락 : 의사소통이 일어나는 상황

【 의사소통 과정에서 구조적인 요소와 관련된 문제 사항 】

구조적인 요소	의사소통 과정	정의
전달자	일치하지 않는 의사소통 융통성이 없는 의사소통	의사소통의 언어적 수준과 비언어적 수준 간의 일치 결핍 전달자에 의한 과장된 통제와 허용
메시지	비효과적인 메시지 부적절한 메시지 불충분한 메시지 비효율적인 메시지	목적지향적인 아니거나 의도적이지 않은 메시지 관계의 진행에 관련되지 않는 메시지 충분한 정보의 양이 결핍된 메시지 명확성, 단순성, 지향성이 결핍된 메시지
수용자	지각의 착오 평가의 착오	다양한 형태의 경청의 문제들 개인적인 신념과 가치로 인한 잘못된 해석
피드백	잘못된 정보 확인의 결핍	정확하지 않은 정보의 의사소통 메시지의 이해를 명확히 하고 확인하는데 있어서의 실패
맥락	물리적인 세팅의 속박 정신·사회적인 상황의 속박	소음, 기온, 혹은 그 밖의 다양한 산만하게 만드는 요인 이전에 경험했었던 의사소통 간에 있는 손상된 관계들

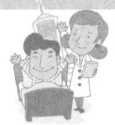

3 의사소통의 유형

1) 언어적 의사 소통
   (1) 사람이 말하는 모든 단어는 언어적 의사 소통에 포함.
   (2) 장점 : 사실적인 정보를 정확하고 효율적으로 전달할 수 있음.
   (3) 단점 : 언어는 외연적인 의미 뿐 아니라 함축적인 의미를 지니고 있기 때문에 그 언어가 내포하며, 암시하고 있는 의미나 느낌 등을 의사 소통 하는데는 비효율적임.
   (4) 종류 : 말, 서신, 메모, 보고서, 포스터, 게시물, 매뉴얼

2) 비언어적 의사 소통
   (1) 다섯 가지 감각을 포함하여 이루어짐.
   (2) 언어가 담지 못하는 것을 포함할 수 있음.
   (3) 장점 : 대화로 말해진 언어보다 전달하고자 하는 의미를 정확하게 내포할 수 있음.
   (4) 얼굴표정, 음성, 눈 맞춤, 제스처, 접촉

4 치료적 의사소통 기술   기출 00,01,02,03,04,06,09

1) 개방적 질문
   (1) 대상자의 의사소통 시작, 계속성, 표현의 초점을 맞출 때 도움을 제공받음.
   (2) 대상자가 그의 메시지를 끝낼 때까지 기다리고, 대상자가 반응할 수 있는 충분한 시간을 줌.
   (3) 예 : "○○○씨는 괴로운 것이 무엇인지 저에게 말씀하십시오", "오늘 기분은 어떻습니까?"

2) 경청
   (1) 대상자를 이해하려고 할 때 필수적으로 필요한 기법임.
   (2) 경청은 적극적인 과정이며, 대상자에 대해 존중하는 마음을 표현하는 것임.

3) 명료화
   (1) 대상자의 말에서 명확하게 표현하지 않은 모호한 생각을 확인하거나 언어화하려고 할 때 사용
   (2) 정서나 감정적인 것은 언어로 표현하기 보다는 은유적으로나 함축적으로 표현하는 경향이 많고, 대상자의 말을 잘 듣지 못했거나 이해하지 못한 경우 명료화 기법 사용
   (3) 예 : "당신이 무엇을 의미하는지 확실히 알지 못합니다. 그것에 대해서 다시 한 번 말씀해 주시겠어요?"

4) 반영 `기출 01`

- 대상자가 나타낸 느낌이나 경험, 내용을 간호사가 다음 용어로 대상자에게 다시 표현하는 것

(1) 느낌 반영

① 대상자가 설명한 단어나 메시지에서부터 느껴지는 느낌과 정서를 진술한다.

② 질문형이 아닌 억양을 사용한다.

③ 대상자가 반응할 때까지 기다린다.

④ 감정이입이 이루어진 간호사 - 대상자의 상호작용은 서로의 신뢰관계에 도움을 준다.

(2) 내용 반영

① 대상자가 가지고 있는 주요 생각을 좀 더 새롭고 간략한 언어로 반복하는 것

② 대상자에게 간호사가 자신의 말을 지금 듣고 있다는 것과 내용을 이해하고 있음을 알도록 한다.

③ 이해한 메시지의 내용을 서술적이고 인지적인 단어를 사용해서 진술한다.

④ 질문형이 아닌 억양을 사용한다.

⑤ 대상자가 반응할 때까지 기다린다.

5) 내용 설명

(1) 이해한 사고나 관념을 간호사 고유의 단어로 반복

(2) 대상자가 사용한 특별한 단어나 생각을 반복

(3) 의문형의 억양으로 개방적인 의사소통을 사용

(4) 대상자가 반응할 때까지 기다림.

(5) 메시지 내용의 일부를 반영하는 것은 간호사가 그 행동에 대해 정확한 상황을 이해하기 위해서, 적극적으로 경청하고 있음을 대상자에게 전달하는 방법

6) 직면

(1) 느낌 직면

① 간호사가 인지한 느낌이나 감정을 묘사한다.

② 간호사의 인식에 영향을 주는 대상자의 계속적인 행동을 기술한다.

③ 질문형의 억양을 사용하며, 모순을 확인한다.

④ 대상자의 반응을 기다린다.

(2) 내용 직면

① 인지적인 용어를 사용해서 간호사가 지각한 것을 기술한다.

② 대상자의 특수한 인지적 용어를 사용해서, 간호사가 지각한 혼란된 메시지를 기술한다.

③ 질문형이 아닌 어조로 모순을 확인한다.

④ 대상자의 반응을 기다린다.

제 3 장 치료적 인간관계와 치료적 의사소통

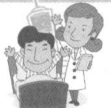

7) 지각 확인
(1) 대상자가 묘사한 내용이나 느낌과 유사한 용어로써 대상자의 행동에 대한 간호사의 지각을 묘사
(2) 간호사의 지각을 확인하기 위해 의문스러운 어조로 개방적 의사소통
(3) 대상자의 반응을 기다림.

8) 자기노출 `기출 09`
(1) 자기노출은 대상자가 자신의 느낌이나 감정의 메시지를 묘사한 후에 사용
(2) 대상자가 메시지나 느낌을 설명
(3) 간호사가 경험한 유사한 경험이나 느낌을 묘사
(4) 대상자의 반응을 기다림.

9) 정보 제공
(1) 활동, 절차, 상황 등의 목적을 진술, 기술, 구성요소를 확인
(2) 건강교육이나 언제 약을 복용해야 하는지, 어떤 부작용이 있는지 등에 관한 교육적인 자료를 제공할 때 사용할 수 있는 기술

10) 침묵 `기출 02`
(1) 대상자의 반응을 이끌어 내는 행동을 기술
(2) 침묵은 생각할 시간을 주며 대상자가 통찰력을 다시 얻도록 도와줄 수 있음.
(3) **침묵의 의미**
  ① 말을 많이 하는 대상자에게 간호사의 침묵은 대상자의 말을 경청하고 있다는 것을 알리는 의미
  ② 대상자가 말하기를 멈추었을 때는 간호사가 자신의 말에 반응을 하기를 기대하고 있다는 의미(간호사가 반응을 하지 않는다면 대상자는 거절이나 적대감 혹은 무관심한 것으로 지각할 수 있음.)
  ③ 우울하거나 위축된 대상자에게는 간호사의 침묵이 지지, 이해, 수용을 하고 있다는 의미
  ④ 내향적인 대상자에게는 침묵의 순간에 편안하게 자신이 조용히 있을 수 있으며, 누군가 자신을 좋아하고 있다는 것을 발견하도록 하는 의미
(4) **침묵 사용 시 고려해야 하는 사항**
  ① 의문문이나 평서문 형식의 어조로 개방적 의사소통을 한다.
  ② 대상자의 반응을 기다린다.
  ③ 대상자에게 사고, 느낌, 결정 등을 심사숙고할 수 있는 시간을 제공한다.

11) 안내
(1) 노출식의 의문문이나 평서문의 형식을 사용하고, 비언어적이거나 간결한 의사소통을 한다.
(2) 대상자의 반응을 기다린다.
(3) 대상자가 그의 생각과 느낌을 탐색하고 표현할 수 있도록 격려함으로써 간호사의 관심과 주의집중을 전달해 주는 기술

(4) 대상자가 계속해서 말할 수 있도록 암시를 주는 것
(5) 예 : "계속하십시오", "OOO씨는 이전에 이것을 말씀하셨죠", "음-으음"과 고개를 흔드는 것

12) 인도
(1) 간호사가 개방적인 대화를 할 수 있도록 격려하기 위해 사용
(2) 간호사와 대상자가 대화를 처음 시작하는 단계에서 필요

13) 질문
(1) 간호사는 치료적 의사소통 동안에 "네", "아니오"로 답할 수 있는 것과 조사하고 심문하는 것 같은 질문은 피한다.
(2) 노출식 질문 : 대상자의 행동에 대해 '언제', '어떻게', '무엇을', '어디서' 등과 같은 것을 이끌어 내는 데 도움이 되는 방법
(3) 예 : "자세히 말씀해 보시겠습니까?"
      "예를 하나 들어 주시겠습니까?"

14) 요약
(1) 특별한 용어로서 상호작용을 재고한다.
(2) 대상자의 반응을 기다리고 경청한다.
(3) 잘못 이해한 것을 설명한다.
(4) 상호작용에서 주제를 시험하고, 전반적인 과정을 조사해 볼 수 있도록 대상자를 돕기 위한 효과적인 방법, 대상자 상담의 종결기에 적합한 기술

```
정신간호사는 대상자와 상호작용을 하는 동안
                    ↓
대상자의 행동이 적응적인 것인지, 부적응적인 것인지를 확인하고 감정을 분류하는 작업
                    ↓
        감정을 해석하거나 부연설명을 거쳐
                    ↓
대상자의 잘못된 인식을 수정함과 동시에 부적응적이거나 왜곡된 행동을 변화시킴.
                    ↓
              치료적 의사소통 기술
```

제 3 장
치료적 인간관계와
치료적 의사소통

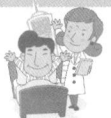

5 비치료적 의사소통 기술

1) 안심
   (1) 걱정할 이유가 없다고 말하는 것
   (2) 불필요한 말을 하거나 일시적으로 안심시키는 것은 환자의 개인적 느낌을 평가하는 잘못된 방법이며, 이해와 감정이입의 결여를 초래한다.
   (3) 신뢰나 느낌의 표현을 저해하는 말
   (4) 예 : "모든 것은 잘 될 거예요."

2) 즉각적인 찬성
   - 대상자의 생각과 행동을 인정함으로써 간호사가 대상자의 생각과 느낌과 행동을 독단하게 되므로 대상자는 하고 싶은 대로 자유로이 말을 할 수 없다.

3) 거절
   - 대상자의 생각 혹은 행동을 사려하지 않는 경우로 거절시 대화는 중단되고 신뢰심 역시 깨짐.

4) 비난
   - 대상자의 행동과 생각은 대상자 자신의 가치평가이거나 병적인 것이기 때문에 거기에는 옳고 그르고의 판정을 내릴 수는 없다.

5) 동의
   (1) 대상자의 행동과 생각에 평가를 주는 것이 되어 다음 기회에 그의 이야기의 내용을 전복시키고 싶어도 간호사가 두려워서 자유로이 하지 못한다.
   (2) 간호사는 대상자편 혹은 반대편에 서는 것이 아니라 자신이 자신의 생각대로 결론을 내리는 것을 도와주어야 한다. → 의견 제시와 판단은 대화에 적당하지 않다.

6) 불일치
   (1) 대상자의 생각과 간호사의 생각이 다름을 의미
   (2) 대상자의 생각과 행동의 잘못에 대한 평가를 하는 경우 대상자는 그 평가에 대해 방어하려 하고, 불안을 느껴 문제해결에서 멀어지게 된다.

7) 충고
   (1) 대상자에게 어떻게 하라고 하는 것
   (2) 대상자 개인의 인격과 자신의 일은 자신이 결정한다는 대상자의 권리를 침해하는 것
   (3) 대상자에게는 선택할 수 있는 능력이 없다는 메시지를 주는 것
   (4) 사람이 충고를 구할 때는 자신은 이미 결정을 하고 있으며, 다만 자신의 생각에 대한 확인을 들으려고 하는 것뿐이라는 것을 기억해야 한다.

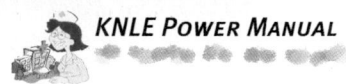

(5) "당신은 어떻게 했으면 좋겠습니까?"라고 말하는 것이 바람직하다.

8) 조사

(1) 대상자에게 꼬치꼬치 묻는 것으로 대상자에게 이야기할 문제를 제시한다.

(2) 간호사의 의무 : 대상자가 스스로 생각을 깊이, 넓게 할 수 있도록 돕는 것

9) 도전

(1) 대상자로 하여금 증거를 요구하는 것

(2) 대상자의 생각과 행동이 간호사의 판단에서 어긋나는 경우, 그 말과 사건에 대해 증명을 요구하여 대상자가 사실을 이야기하기 위해 변명을 하도록 해서는 안 된다.

10) 방어

- 대상자의 인상, 의견, 느낌들이 비방어적일 때 간호사가 방어하게 되면 대상자는 그의 생각, 감정, 행동을 자유로이 표현할 수 없게 된다.

11) 해명 요구

(1) 대상자로 하여금 생각, 느낌, 행동과 시간에 대한 이유를 말하기를 원하는 것

(2) 왜냐고 묻는 것보다는 "어떻게 사건이 진전되었나요?" 하고 묘사하는 것이 바람직.

12) 외적 원인이 있음을 시사

(1) 사고, 느낌, 행동 등의 원인을 다른 사람, 또는 외적 영향의 탓으로 돌리는 것

(2) 환자는 문제의 진정한 이유를 인식할 수 없게 되고, 피상적이거나 외적인 대상에게 투사하는 행동을 반복하게 될 수 있음.

13) 느낌을 얕잡아봄

(1) 대상자의 불평 정도를 잘못 판단한 것

(2) 대상자의 느낌이 다른 사람에게는 가치가 없으며, 중요하지 않다는 메시지를 전달하는 것

(3) 대상자에게 있어서 그가 표현한 느낌에 대해 경시당한 경험은 마음의 상처로 오래 남게 됨.

14) 진부한 논평

(1) 때때로 상호관계 시작시 의도적으로 다리 역할로서 사용하는 상투어는 괜찮다.

(2) 예 : 날씨가 참 좋습니다. 오늘 퇴원하니까 기분 좋지요? 이것은 모두 ㅇㅇㅇ씨를 위해서 입니다.

15) 문자적인 반응

(1) 대상자가 이야기하는 뜻을 생각지 않고 한 말 그대로를 받아들여 대답해 주는 것

(2) 말 그대로의 반응을 하면 대상자는 간호사가 자기의 감정을 이해 못해 준다고 생각한다. → 대상자의 말보다는 느낌에 반응해야 함.

16) 관련 없는 주제
   (1) 간호사가 대화의 주제가 상당히 불편할 때 화제를 바꾸는 것
   (2) 바꾼 주제는 대상자의 관심과는 거리가 먼 주제가 되고, 의사소통은 피상적인 수준에 머물게 됨.

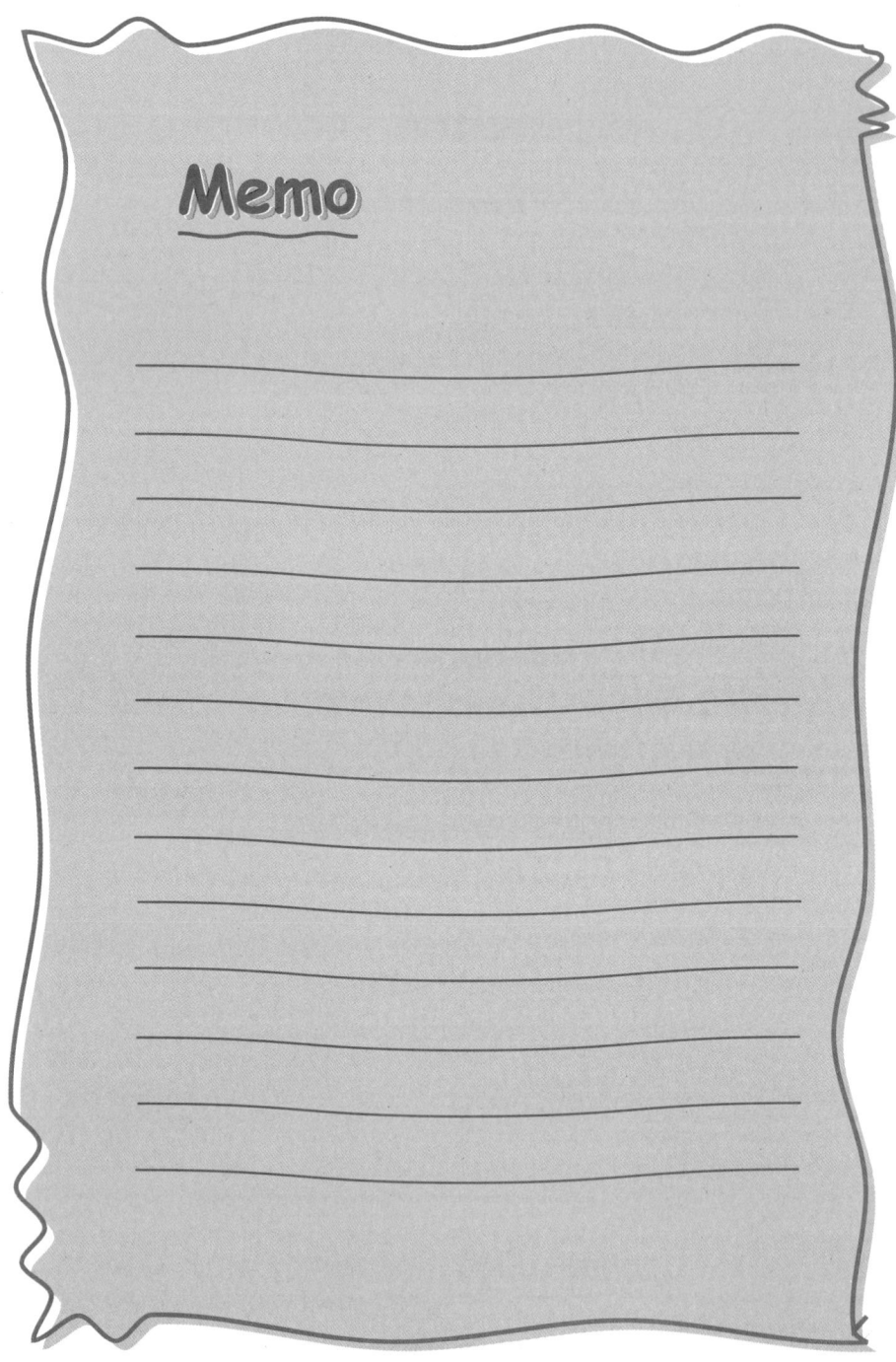

제 3 장
단원 예상문제

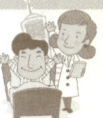

01 다음 중 치료적 의사소통의 예를 든 것은?

1) 사람은 누구나 다 우울할 때가 있습니다.
2) 저는 ○○씨가 ~해야 한다고 생각합니다.
3) ○○씨는 슬픔을 느꼈고, 상처도 받았군요.
4) 좋군요. 그 계획을 들으니 무척 반갑군요.
5) ○○씨, 그렇게 행동해서는 안 됩니다.

> **해설** 반영은 내용반영과 감정반영으로 나뉘는데 3)은 감정반영으로 대상자가 암시한 것을 말로 표현하여 대상자가 상황을 객관적으로 볼 수 있고, 문제를 깊이 있고, 정확하게 대하도록 도움을 준다.

02 환자 - 간호사 관계 중 활동 단계에서 이루어지는 것이 아닌 것은?

1) 신뢰감을 형성한다.
2) 행동양식을 규명하고 조사한다.
3) 계속적인 문제의 사정 및 조사평가를 한다.
4) 갈등을 해소할 수 있도록 적극적으로 돕는다.
5) 특수요법사용 및 문제해결 기술을 사용한다.

> **해설** 신뢰감을 형성하는 것은 치료적 관계의 단계 중 초기 단계에 해당된다.

03 의심이 많고 투사를 사용하는 환자와의 관계형성 시 우선적으로 해야 할 것은 다음 중 어느 것인가?

1) 환자의 요구를 무엇이든지 수용하고 동의하는 태도를 보인다.
2) 의심과 투사가 강한 환자이므로 당분간 완전히 무시해 버린다.
3) 간호사 자신을 소개해서 신뢰관계를 형성한다.
4) 되도록 특정한 시간을 정하지 않고 자주 대화한다.
5) 환자의 질문이나 부탁을 들어주지 않는다.

> **해설**
> • 치료적 관계의 단계 - 초기 단계 = 소개 단계
>   - 간호사는 대상자에게 첫 입원 수속 또는 기술적 간호를 제공.
>   - 간호사는 먼저 대상자의 이름을 알고 난 후에 자신을 소개해야 함 (수용적이고 개방적인 의사소통을 하면서 협력관계를 형성함.).

정답 1 - ③ 2 - ① 3 - ③

04 다음 중 치료적 대상자 - 간호사 관계의 형성에 대해 잘 설명된 내용은?

> 가. 간호사는 대상자를 있는 그대도 받아들인다.
> 나. 상호간 인간관계 형성을 중요시 한다.
> 다. 간호사는 건강한 역할 모델을 보여준다.
> 라. 주된 목적은 대상자의 질병을 지적하는데 있다.

1) 가, 나, 다
2) 가, 다
3) 나, 라
4) 라
5) 가, 나, 다, 라

 간호사 - 대상자라는 치료적 관계에서 간호사는 대상자를 있는 그대로 받아들이는 긍정적 관심을 갖고, 인간관계 형성의 중요성을 알며 건강한 성인으로서의 역할모델을 보여줘야 한다. 그러나 간호사 - 대상자의 관계 형성의 목적이 대상자의 질병을 지적하기 위함이라는 것은 바람직하지 않다.

05 병원에 입원한 20대의 여자환자가 "나는 열심히 공부를 해도 좋은 성적을 얻지 못해요. 내 생각엔 그 누구보다 열심히 했는데 나의 모든 노력이 수포로 돌아간 것 같아요. 앞으로 어떻게 해야 할지 모르겠어요"라고 말한다. 간호사는 "당신은 열심히 노력했는데도 자신에 대해서 유감스럽게 느끼고 있는 것 같군요"라고 반응하였다. 이러한 반응은 다음 중 어떠한 의사소통의 기술인가?

1) 초점 맞추기
2) 현실의 인식
3) 재진술
4) 요약
5) 개방적 질문

 재진술은 대상자가 전한 메시지의 주요 내용과 감정을 말을 바꿔 설명하는 것으로 모호하고 놓치기 쉬운 메시지의 중요한 부분을 강조한다. 대상자에 대해 이해하고 있음을 전달할 수 있다.

정답 4 - ① 5 - ③

제 3 장
단원 예상문제

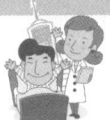

06 다음 중 의사소통의 구성요소에 속하는 것은?

> 가. 송신자
> 나. 수신자
> 다. 피드백
> 라. 상황

1) 가, 나, 다
2) 가, 다
3) 나, 라
4) 라
5) 가, 나, 다, 라

해설 의사소통의 구성요소에는 송신자, 수신자, 메시지, 상황, 매체, 피드백, 환경, 메시지 변수가 있다.

07 간호사 - 대상자 관계는 치료적 · 전문적 관계이다. 이러한 관계의 구성요소에 해당되는 내용은?

> 가. 과학적 원칙인 이론적 요소
> 나. 의사소통술인 기술적 요소
> 다. 자신만이 가지고 있는 예술적 또는 창조적 요소
> 라. 상호욕구 충족을 위한 상호작용적 요소

1) 가, 나, 다
2) 가, 다
3) 나, 라
4) 라
5) 가, 나, 다, 라

해설 간호사 - 대상자의 치료적 관계의 구성요소는 전문적 대인관계를 구축하고 유치하는 기본적 근거를 구성하는 과학적 원칙인 이론적 요소, 간호사 - 대상자 관계의 목적 달성을 촉진시켜 주는 의사소통술인 기술적 요소, 전문적 관계에서 간호사 자신만이 가지고 있는 예술적 또는 창조적 요소이다.

정답 6 - ⑤ 7 - ①

08 다음 중 치료적 대상자 - 간호사 관계의 형성에 대해 잘 설명된 내용은?

> 가. 대상자에게 치료적 정서 경험으로 학습되는 과정이다.
> 나. 서로에게 학습과 성장의 경험이 된다.
> 다. 상호간 인간관계 형성 능력을 얻는다.
> 라. 주된 목적은 대상자의 인격성장에 있다.

1) 가, 나, 다
2) 가, 다
3) 나, 라
4) 라
5) 가, 나, 다, 라

 치료적인 대상자 - 간호사 관계란 상호학습 경험과 성장의 경험이 되며, 대상자에게 교정적인 정서경험이 된다. 또한 치료적 관계의 목적은 대상자의 인격성장에 있으며, 상호간 인간관계 형성 능력을 얻는다.

09 정신간호사가 대상자에 대해 치료적 관계를 성립시키기 위해 초기단계(initiating phase)에서 정신 역동적 면으로 볼 때 이해해야 할 내용으로 가장 알맞은 것은?

1) 정서적 장애를 가진 사람의 모든 요구는 때로는 모든 사람의 요구와 공통적이다.
2) 모든 행동에는 목적과 의미를 지니고 있다.
3) 다른 사람을 돕기 위해 간호사는 자신을 이해하여야 한다.
4) 모든 행동의 원천은 환경으로부터 온다.
5) 환자의 자아가 약하다.

 대상자 - 간호사 간에 치료적 관계의 초기단계에서 정신 역동적인 면으로 볼 때 이해해야 할 가장 중요한 점은 모든 인간행동에는 목적과 의미가 있고, 따라서 설명이 가능하다는 점이다.

10 치료적 관계형성 시 초기단계의 목표는 서로의 관계를 설정하고 치료계약을 맺는 것인데 치료계약 시 명시되어야 할 사항은 무엇인가?

1) 대상자와 치료자의 목표 및 책임 한계
2) 대상자의 장애 정도
3) 치료자의 기술
4) 대상자의 작업 형태
5) 치료 방법

치료적 관계의 첫 단계에서 치료계약 시 명시되어야 할 사항은 대상자와 치료자의 치료 목표 및 책임, 역할 등이다.

정답 8 - ⑤ 9 - ② 10 - ①

제 3 장
단원 예상문제

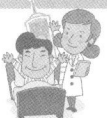

11 치료적 관계에서 간호사 자신의 인식을 증대시키는 과정을 잘 설명한 내용은?

> 가. 자신의 생각, 감정, 충동 등을 탐구한다.
> 나. 남의 말을 경청하고 남으로부터 배운다.
> 다. 자신의 중요한 측면을 남에게 나타내 보인다.
> 라. 자신을 경청한다.

1) 가, 나, 다 2) 가, 다 3) 나, 라
4) 라 5) 가, 나, 다, 라

해설 자신에 대한 인식을 증가시키는 방법은 자신과 타인에 대해 경청하고 자신을 남들에게 표현하는 것이다.

12 Johari의 마음의 창문이론에는 4가지의 영역이 있는데, 이 중에서 어느 영역을 넓히는 것이 효과적인 인간관계의 발달을 이룬다고 생각하는가?

1) 제1사분원 2) 제1, 제2사분원 3) 제2, 제3사분원
4) 제3, 제4사분원 5) 제1, 제3사분원

해설 네 영역 중에서 제1사분원의 영역을 넓히면 만남의 관계를 형성하여 타인과 효과적인 관계를 형성할 수 있으나, 제1사분원의 영역이 줄어들면 스침의 관계를 형성하게 되어 타인과 효과적인 관계를 형성, 발전시키기가 어렵다.

13 만족한 심리적 일치(rapport) 형성에 도움이 될 수 있는 행위는 어느 것인가?

> 가. 수용적 태도
> 나. 신뢰성
> 다. 침착성
> 라. 약속을 이행치 못함.

1) 가, 나, 다 2) 가, 다 3) 나, 라
4) 라 5) 가, 나, 다, 라

해설 만족한 라포 형성에 도움이 될 수 있는 행위는 신뢰성, 침착성, 친절성, 수용적 태도 등이다.

정답 11 - ⑤ 12 - ① 13 - ①

14) 일치관계의 특징을 설명한 것으로 옳은 것은?

> 가. 일치관계는 역동적 과정이다.
> 나. 다차원적인 경험이다.
> 다. 단번에 일어나는 경험이 아니다.
> 라. 상호관계가 진행되면서 몇 단계를 거쳐서 성립된다.

1) 가, 나, 다　　2) 가, 다　　3) 나, 라
4) 라　　5) 가, 나, 다, 라

[해설] 일치관계는 상호관계가 진행되면서 몇 단계를 거쳐 성립되는 다차원적, 역동적 과정이다.

15) 심리적 일치(rapport)를 이루기 위한 단계에 해당되는 것은?

> 가. 1차적인 만남의 단계
> 나. 정체성의 규명 단계
> 다. 공감의 단계
> 라. 동정의 단계

1) 가, 나, 다　　2) 가, 다　　3) 나, 라
4) 라　　5) 가, 나, 다, 라

[해설] 심리적 일치의 단계는 치료자와 대상자 간의 인간관계의 신뢰와 밀접한 경험을 하는 단계이며, 1차적 만남, 주체성의 만남, 공감을 거쳐서 동정을 통하여 진행되었을 때 이루어지는 단계이다.

정답 14 - ⑤　15 - ⑤

제 3 장 단원 예상문제

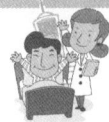

16 감정이입을 치료적 단계에 활용하려고 한다. 다음 중 가장 우선적으로 요구되는 것은 어느 것인가?

> 가. 감정을 표출하도록 독려한다.
> 나. 하나의 가치 있는 인간으로 인정한다.
> 다. 일관성 있는 행동으로 환자를 안심시킨다.
> 라. 개방적 의사소통을 한다.

1) 가, 나, 다
2) 가, 다
3) 나, 라
4) 라
5) 가, 나, 다, 라

해설 정신질환자와의 관계 형성에는 대상자를 가치있는 인간으로 수용하는 것과 개방적인 의사소통을 하는 것이 우선이다.

17 정신간호사의 태도는 대상자를 그대로 받아들이는 수용적인 태도가 중요하다. 이러한 태도를 감정이입과 치료적 관계 형성으로 활용하고자 할 때 간호사는 어떻게 해야 하는가?

1) 공감적 이해가 최우선이다.
2) 바람직하지 않은 대상자의 행동은 무시한다.
3) 대상자가 이야기할 때까지 기다린다.
4) 대상자의 감정을 표현하도록 많은 것을 질문한다.
5) 대상자가 결정하도록 한다..

해설 대상자를 받아들이는 간호사의 수용적 태도는 먼저 대상자를 수용하는 태도가 되어야 한다.

정답 16 - ③ 17 - ③

18 치료적 관계는 두 사람 사이에 상호과정이 일어나는 전문적 관계이다. 따라서 환자의 욕구를 충족시켜 문제 해결을 도울 수 있어야 한다. 다음 사항 중 간호사의 역할은 무엇인가?

> 가. 환자를 있는 그대로 수용한다.
> 나. 환자의 자존감을 상승시킨다.
> 다. 지지적인 환경을 제공한다.
> 라. 일관성 있는 행동을 한다.

1) 가, 나, 다 2) 가, 다 3) 나, 라
4) 라 5) 가, 나, 다, 라

해설 치료적 관계 첫 단계인 상호작용 단계를 준비하는데, 환자의 욕구를 충족하려면 환자의 수용과 자존감을 상승시키고 그렇게 하려면 지지적인 환경을 제공해야 한다.

19 간호사와 환자관계에서 상호작용이 성립되는 시기가 중요하다. 간호사가 이 때 취해야 할 업무는 무엇인가?

1) 관계시작 전에 대상자의 기대치를 알아서 성취하도록 하는 것이 좋다.
2) 간호사 자신의 감정을 조절한다.
3) 대상자의 문제를 확인한다.
4) 치료요법, 치료기술을 이용한다.
5) 상호계약을 형성한다.

해설 치료적 관계에서 상호작용 전 단계에서는 관계시작 전에 대상자 욕구와 기대치를 성취시킬 수 있도록 하고, '2), 3), 4), 5)'는 그 후의 업무이다.

정답 18 - ⑤ 19 - ①

제 3 장
단원 예상문제

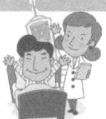

20. 치료적 관계의 종결단계에서 대상자들이 간호사와의 이별에 대해 상실감 및 분노를 표현할 수 있다. 이 때 간호사의 바람직한 태도에 해당하는 것은?

> 가. 대상자의 부정적 감정에 무관심한다.
> 나. 대상자가 감정표현을 하도록 한다.
> 다. 대상자의 상실감을 위로하고 동정한다.
> 라. 종결에 대한 간호사 자신의 감정도 표현한다.

1) 가, 나, 다　　　2) 가, 다　　　3) 나, 라
4) 라　　　　　　5) 가, 나, 다, 라

해설 종결 시 대상자의 분노에 대한 부정적 감정을 표현할 기회를 주고 종결에 대한 간호사의 감정을 표현하되 위로나 동정은 치료자적 자세가 아니며 도움이 되지 않는다.

21. 치료적 관계의 네 번째 단계인 종결기에서 간호사의 역할에 해당되는 것은?

> 가. 종결에 대한 계획은 관계시작 단계부터 수립해야 한다.
> 나. 종결에 대한 대상자의 감정을 표현하도록 한다.
> 다. 의미있는 사람과의 이별경험과 관련된 감정을 해결한다.
> 라. 퇴원교육을 위해 평소보다 상호작용 시간을 늘인다.

1) 가, 나, 다　　　2) 가, 다　　　3) 나, 라
4) 라　　　　　　5) 가, 나, 다, 라

해설 퇴원 후 건강문제에 대한 퇴원교육은 관계 시작 시부터 수립해야 하고, 성공적인 종결을 위해 상호작용시간은 서서히 줄여야 한다.

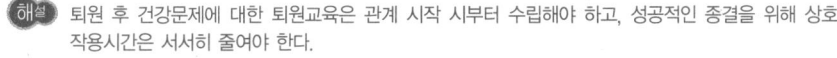

정답 20 - ③ 21 - ①

22. 환자와 간호사 관계 종료 시 주의해야 할 점은?

1) 환자가 매우 현실적이다.
2) 환자가 용기를 갖게 된다.
3) 간호사는 친근감을 유지한다.
4) 환자는 독립 단계를 유지한다.
5) 환자는 거부감, 무력감, 우울감을 가질 수 있다.

 - 간호사는 종결이 스트레스를 유발할 수 있음을 인식하고 대상자가 적응적 행동을 할 수 있도록 지지해 주며, 대상자의 개인적인 요구에 민감하게 반응하여야 한다.
- 대상자와 상호 관계하는 시간을 줄여 나가며, 대상자의 미래에 중점을 두고 접근한다.
- 정서적 외상을 경험할 수 있는 대상자의 감정을 이해하고 극복할 수 있도록 도와준다.

23. 다음 중 치료적 의사소통에 대한 올바른 설명은?

| 가. 대상자에게 도움을 주는 의사소통이다. |
| 나. 목표지향적인 의사소통이다. |
| 다. 대상자를 이해하고 수용하면 간호사 자신을 치료적으로 이용하는 의사소통이다. |
| 라. 대상자의 태도와 행동의 변화를 위한 의사소통이다. |

1) 가, 나, 다   2) 가, 다   3) 나, 라
4) 라   5) 가, 나, 다, 라

 치료적 의사소통은 대상자의 태도와 행동의 변화를 목적으로 대상자에게 도움을 주는 의사소통이며, 대상자에 대한 이해와 수용을 기본으로 한다.

정답 22 - ⑤ 23 - ⑤

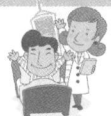

제 3 장
단원 예상문제

24. 25세 남자환자가 정신병동에 입원했다. 환자가 "약을 먹고 나서부터 바보같고 힘들어요. 안 먹으면 훨씬 좋아질 것 같아요"라고 하자 간호사는 "약 먹기가 싫고 부담스러운가 보군요"라고 하였다. 이와 같은 의사소통은?

1) 반영
2) 현실인식
3) 명료화
4) 정보제공
5) 함축된 의미의 언어화

 ▶ 치료적 의사소통 기법
- 반영 : 대상자의 말에서 표현된 태도, 주요 느낌, 내용을 간호사가 다른 말로 부연설명 해주는 시도
- 현실인식 : 환각이나 착각에 대해서 토론이나 비판 없이 솔직하게 현실 그대로를 말해주는 것
- 명료화 : 뜻이 확실치 않은 부분이나 잘못 알아들은 내용에 대해서 확실하게 이해하기 위한 것
- 정보제공 : 전문인이 알고 있는 지식을 대상자에게 꼭 필요한 경우에는 알려주는 것
- 함축된 의미의 언어화 : 대상자의 말에 대한 해석을 동일하게 하는지의 여부를 확인하는 것

25. 간호사와 환자 간의 치료적 관계에서 간호사가 지녀야 할 특성은?

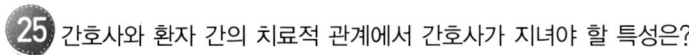

가. 윤리적 책임감
나. 이타주의
다. 자기인식
라. 가치관 정립

1) 가, 나, 다
2) 가, 다
3) 나, 라
4) 라
5) 가, 나, 다, 라

 치료적인 대상자 - 간호사 관계란 상호 학습경험이 되며, 대상자에는 교정적인 정서경험이므로 치료적 관계의 목적은 대상자의 성장을 가져오는 것으로 위의 항목 이외에도 감정에 대한 인식, 역할모델 등이 있다.

정답 24 - ① 25 - ⑤

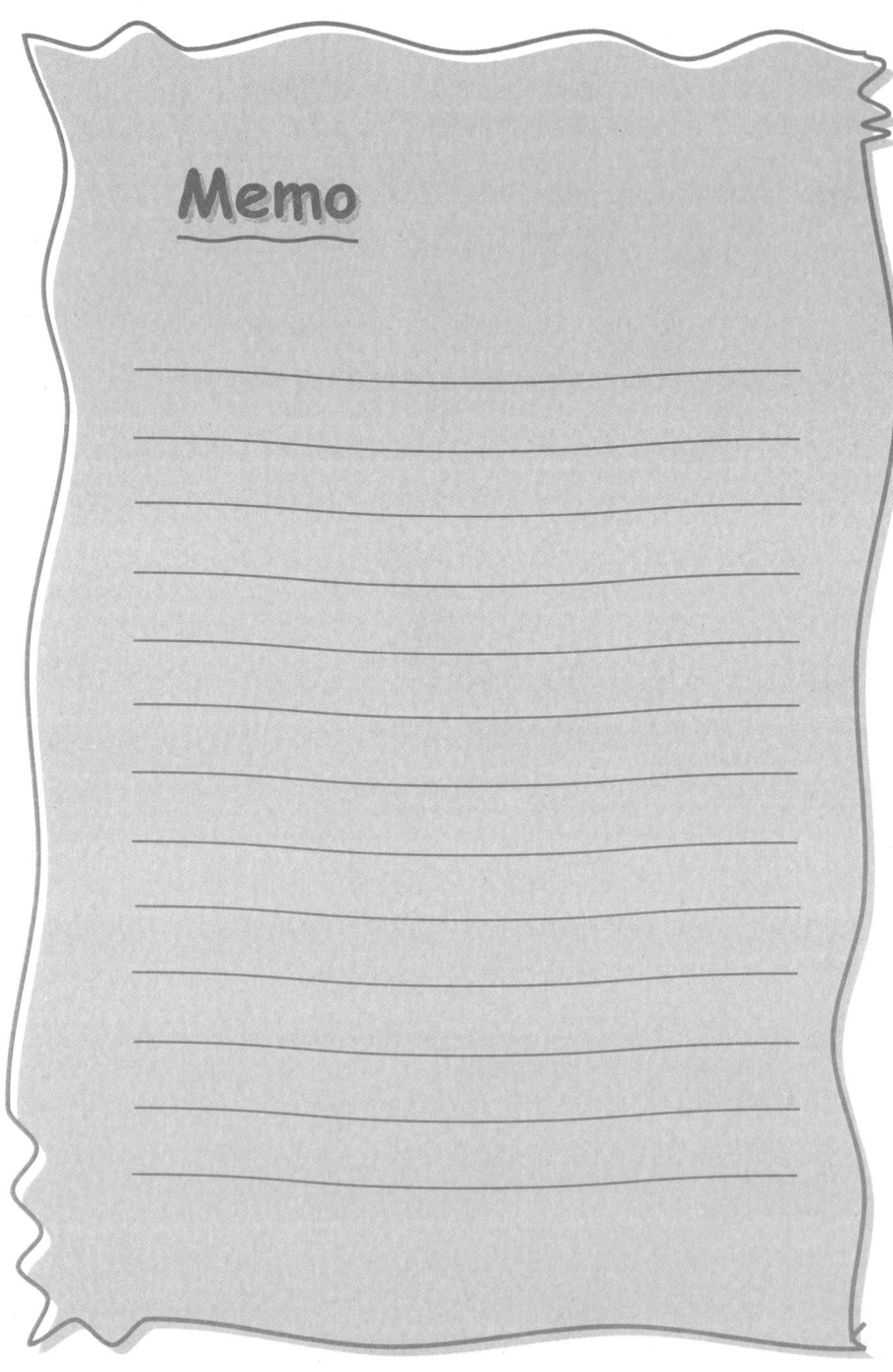

Nursing Power Manual

CHAPTER
제 4 장

사고장애(Thinking disorder)

사고장애	89
정신분열병(Schizophrenia)	93
단원 예상문제	105

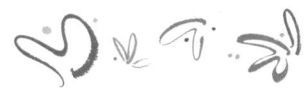

제 4 장
사고장애
(Thinking disorder)

01 사고장애

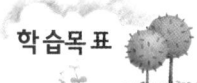

학습목표

1. 사고장애의 정의를 내린다.
2. 사고장애의 요인을 파악하다. ★
3. 사고장애의 특징을 이해한다. ★
4. 사고장애 관련 질환을 나열한다. ★
5. 사고장애 대상자의 의사 소통 양상을 설명한다. ★★

1 정의

- 사고내용과 사고가 진행되어 가는 형식에 이상이 있는 경우

1) **사고형태의 장애(disorders of thought form)**

(1) **자폐적 사고(autistic thinking)**
- 외부 현실을 무시하고 외부와의 적절한 관련성 없이 자신의 내적 세계에 집착하고 자신만의 논리 속에 빠져서 일반 상식이나 논리와 동떨어진 비현실적 사고

(2) **마술적 사고(magical thinking)**
- 특수한 생각·말·연상·몸짓·태도 등이 어떤 초자연적인 방법에 의해 그대로 성취될 수 있다거나 악을 쫓을 수도 있다고 믿는 것. 어린아이나 강박장애, 심한 정신분 열병에서 나타날 수 있음.

(3) **1차 사고 과정(primary process thinking)**
- 사고가 무의식적인 경향의 작용으로 질서나 논리성이 결여되고 비조직적이고 비논리적이며 비현실적이고 마술적일 때 사용

(4) **구체적 사고(concrete thinking)**
- 은유를 사용하지 못하고 그 의미를 잘 헤아리지 못하는 문자적이고 1차원적인 사고

(5) 신어조작증(neologism)
- 2가지 이상의 단어를 합해 새로운 임의의 용어를 만들고 자신만이 아는 엉뚱한 뜻을 부여해 사용하는 것

2) 사고과정 장애 (disorders of progression of thought)

(1) 사고의 비약(flight of ideas)
- 한 생각에서 다른 생각으로 연상활동이 지나치게 빠르게 진행되는 현상

(2) 사고의 지연(retardation of thinking)
- 사고 과정에서 연상 속도가 매우 느려짐으로써 사고가 원활하지 못한 현상

(3) 사고의 우회증(circumstantiality)
- 연상되는 사고는 너무 많고 선택적인 억제기능은 너무 적기 때문에 많은 일련의 사고가 의식계로 나오게 되는 연상의 장애

(4) 사고의 단절과 박탈(blocking and deprivation of thinking)
- 사고의 흐름 혹은 문장의 중간에서 갑자기 멈추는 현상

(5) 사고의 이완(loosening, association derailment)
- 전혀 관련이 없거나 관련이 적은 대상으로 연상이 진행되는 엉성한 사고

(6) 사고의 지리멸렬(incoherent thinking)
- 사고나 말에 있어서 논리나 문법적으로 앞뒤가 서로 연결되지 않아 줄거리가 없고 일반적으로 이해할 수 없는 상태

(7) 사고의 부적절성(irrelevant or irrelevance of thinking)
- 질문 내용과 전혀 연관성이 없는 동문서답식의 엉뚱한 대답을 하는 경우

(8) 보속증(perseveration)
- 새로이 자극이 주어져도 사고가 더 이상 진행되지 못하고 이전 자극에 머물러 지속적인 반응을 보이는 현상

3) 사고내용장애 (disorders of thought contents)

(1) 망상(delusion)
- 사실과 다른 불합리하고 잘못된 믿음.
- 피해망상, 과대망상, 관계망상, 신체망상, 색정망상, 우울망상, 종교망상

(2) 집착(preoccupation)
- 다른 부분에 대한 흥미를 상실하고 어떤 특정 부분에 그 사람의 모든 사고가 집중되어 있는 상태

(3) 강박관념(obsession)
- 자신이 하는 생각이 쓸데없는 것이라는 점을 알고 있으며, 그것에서 벗어나려고 노력하는데도 이성이나 논리 등의 의식적인 노력으로 교정되지 않고 계속 같은 생각이 의식에 떠올라 고통 받는 경우를 의미함.

4) 공유 정신병적 장애 (shared psychotic disorder)

(1) 망상적 믿음이 한 사람에게서 다른 사람으로 전파되는 것
(2) 정신병 환자와 오랫동안 가까운 관계에 있는 사람에게서 비슷한 정신병적 증상이 발생하는 것을 말함.

제 4 장 사고장애 (Thinking disorder)

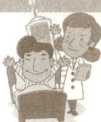

(3) 다른 정신 질환이나 신체 질환 또는 물질 때문이 아니어야 함.

2 요인

1) 생물학적 요인
(1) **유전적 요인** : 일란성 쌍생아의 발병 일치율을 연구를 통해 입증
(2) **신경·생화학적 요인** : Dopamine, Serotonin 신경전달체계의 조절장애와 관련
(3) **신경·해부학적 요인** : 해마 부위에 발생된 결함설(추체 세포 배열의 혼란)

2) 정신·사회적 요인
(1) **가족상호작용 및 의사소통 요인** : 이중구속, 결혼 왜곡, 결혼 분파
(2) **대인관계요인**
  - Sullivan : 불안한 엄마에 의해 양육되어 엄마의 불안을 물려받은 것이 원인
  - Mahler : 왜곡된 모자관계에서 과도한 애착이 원인(분리 시 심한 장애를 보임.)
  - Masterson : 분리개별화 시기에 자율성 발달의 심한 억제가 원인

3) 정신내적 요인
- 나약한 자아 형성이 원인(부모와의 공생적인 관계에서 자아발달장애를 초래함.)

3 특징

1) 사고의 장애
- 사고의 비논리성, 사고의 무질서, 사고연상의 장애, 지리멸렬, 두절, 우회증, 자폐적 사고, 미신적 사고, 망상

2) 정서의 장애
- 무감동, 부정적인 정서

3) 지각의 장애
- 환각(환청이 가장 흔함), 착각

4) 신체운동과 행동의 장애
- 자발성 결여, 시선의 회피나 응시, 충동성, 공격성, 폭력, 흥분, 함구증, 거절증, 기행증, 상동증, 반항행동

5) 대인관계 장애
- 사회적 부적응, 오락활동에의 의미 결여, 성적 정체성 혼란, 가족관계철회

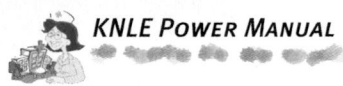

6) 신체적 증상
- 발병 초기에 두통, 요통, 무기력, 소화불량 호소와 변비나 무월경과 약물 부작용으로 인한 신체 증상 호소

4 관련 질환

1) 정신분열병 (schizophrenia) → P. 93 참조하세요.

2) 정신분열형장애 (schizophreniform disorder)
   (1) 정신분열병의 특징적인 증상을 보이고, 물질이나 일반적인 신체질환에 의한 것이 아니며, 정신병적 증상을 보이는 정신분열정동장애나 기분장애가 아니고, 지속기간이 1개월 이상 6개월 이내이어야 함.
   (2) 잔류 증상이더라도 증상이 6개월 이상 지속되면 정신분열병으로 진단을 바꾸어야 함.
   (3) 청소년기와 초기 성인기에 가장 흔히 발병

3) 정신분열 정동장애 (schizoaffective disorder)
   (1) 정신분열병과 기분장애가 이질적으로 혼재되어 있는 것, 정신분열병이나 기분장애와는 다른 별개의 질환, 정신분열병과 기분장애의 연속선상에 있는 임상적인 현상, 정신분열병이나 기분장애 중 어느 한 가지에 속하는 유형일 가능성 모두가 고려될 수 있는 질환
   (2) 정서장애가 있으면서 적어도 2주 이내 망상이나 환각을 동반하는 경우
   (3) 남자보다 여자에게 더 많음.

4) 단기 정신병적 장애 (brief psychotic disorder)
   (1) 1일 이상 1개월 이내의 기간 동안 지속되고, 회복 후에는 병전 기능 수준으로 완전히 돌아오는 정신병
   (2) 기분장애, 정신분열병, 물질이나 기타 신체질환에 의한 것이 아니어야 함.
   (3) 망상, 환각, 와해된 행동 등 정신분열병과 유사한 증상, 징후를 보임.

5 의사소통 양상

- 상징적인 언어(신어조작증), 무의미하고 앞뒤가 맞지 않는 언어(말비빔), 음연상, 반향언어를 사용하고, 추상적인 용어를 생각하지 못하며, 상대방과 시선 마주치기를 피하는 양상을 보임.

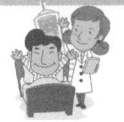

제 4 장
사고장애
(Thinking disorder)

02 정신분열병(정신분열증, Schizophrenia)

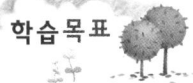

학습목표
1. 정신분열병의 정의를 이해한다. ★
2. 정신분열병의 원인을 설명한다. ★
3. 정신분열병의 유형을 파악한다.
4. 정신분열병의 특징을 나열한다. ★★★★
5. 정신분열병을 치료하기 위한 환경을 조성한다. ★
6. 정신분열병의 치료요법을 이해한다. ★★
7. 정신분열병의 치료 약물을 파악한다. ★★

1 정의 기출 05

- 현실과의 괴리감, 망상, 환각, 양가성, 부적절한 감정, 기이하고 퇴행된 행동 등의 정신 증상을 특징으로 하는 주요 정신병

2 원인

- 유전적인 경향성, 뇌의 구조적인 이상이나 기능적인 이상, 신경전달 물질의 불균형(특히 도파민) 등의 생물학적인 원인

3 유형

1) 긴장형(catatonic type)
   - 대개 15~25세에 많이 발병하며, 정신운동의 흥분이나 혼미 상태를 나타내는데, 어느 한쪽만 나타내든지 또는 두 상태가 교대되는 수도 있음, 과잉되고 때때로 과격한 행동이나 지나친 억제를 특징으로 함. 자발적 운동 극도로 감소, 침묵 상태 유지, 거부증, 상동증, 매너리즘, 반향어, 반향행동

2) 혼란형(파괴형 ; disorganized type)
   - 초기 청소년기에 눈에 띄지 않게 서서히 발병되는데, 지리멸렬된 생각과 감정의 조화가 상실되며, 성격의 황폐가 진행됨, 초기에는 사고가 산만해지고 비현실적인 생활과 생각으로 생활이 무질서해지며, 여러 가지 망상이 생기기 쉬움, 부적절한 감정, 바보같은 행동, 퇴행, 건강염려증 등을 특징으로 함. 망상형에 비해 정신병리의 가족력이 높으며, 병전 적응이 나쁘고, 예후도 가장 나쁨.

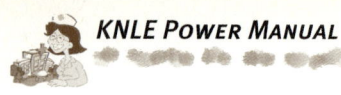

3) 편집형 (망상형 ; paranoid type)
- 앞에서 말한 기본 증상에다 망상이 두드러진 타입, 피해망상, 관계망상, 애정망상 등을 가지고 있음. 때때로 남에게 적대적이거나 공격적일 수 있음. 상대방에게 긴장되어 있고, 의심이 많고 숨기는 것이 많다는 인상, 지능은 정신병으로 장애를 받지 않음.

4) 미분화형(undifferientiatated type)
- 정신분열병의 진단 기준 만족
- 망상형, 혼란형, 혹은 긴장형의 어느 한 유형의 진단 기준을 만족시키지 않은 것

5) 잔류형(residual type)
- 진단 기준은 만족시켰으나, 이제는 그 증상이 뚜렷하지 않은 것

4 특징
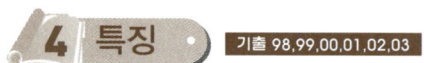
기출 98,99,00,01,02,03

1) 행동 특성

【 Bleulier, Schneider, IPSS에 의한 정신분열병의 행동 특성 】

Bleuler	Schneider	IPSS
▶ 기본 증상 • 무감동 • 양가감정 • 자폐증 • 사고연상의 해이 ▶ 이차적 증상 • 망상 • 환각 • 거절증 • 혼미	▶ 1급 증상 • 환청 • 조정망상 • 허무망상 • 자기의 생각이 타인에게 전파될 수 있다는 믿음 • 자기생각을 조종당하고 있다는 믿음 ▶ 2급 증상 • 우울 • 정서적 둔마 • 다행감 • 환각 • 혼란	• 괴이한 망상 • 자기 생각을 누가 크게 말하는 소리 들림. • 지리멸렬 • 전혀 우울치 않은 얼굴표정 • 일찍 일어나지 못함. • 기분이 들뜰 때가 없음. • 인간관계의 결여 • 제한된 감정 • 타당치 않은 정보 제공 • 병식의 결여

제 4 장 사고장애 (Thinking disorder)

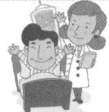

2) 인지장애

【 인지 기능장애 】

- ▶ 기억
  - 저장된 기억 검색 및 사용 장애
  - 단기 / 장기 기억장애
- ▶ 주의력
  - 주의력 유지장애
  - 집중곤란
  - 주의산만
  - 선택적 주의력 이용장애
- ▶ 언어의 형태와 조직 (형식적 사고장애)
  - 연상의 해이
  - 빗나가는 사고
  - 지리멸렬 / 말비빔 / 신어조작증
  - 비논리성
  - 우회증
  - 산만한 언어
  - 언어빈곤
- ▶ 의사결정
  - 추상적 사고의 결여
  - 우유부단
  - 병식 부족
  - 개념형성장애
  - 판단장애
  - 비논리적 사고
  - 계획과 문제해결 기술 부족
  - 과업 착수 불능
- ▶ 사고 내용
  - 망상 : 피해, 과대, 종교, 신체, 허무, 사고 (방송, 주입, 조정) 망상 등
  - 사고방송망상 : 자신의 사고내용이 남들에게 다 방송된다는 그릇된 믿음
  - 사고주입망상 : 자신의 사고내용은 남들이 다 주입시켰다는 그릇된 믿음
  - 사고조정망상 : 자신의 사고가 남들에 의해 조절당하고 있다는 그릇된 믿음

Tip 환자의 언어적 특성 기출 2010

- ▶ **자폐적 사고** : 외부 현실을 무시하고 외부와의 적절한 관련성 없이 자신의 내적 세계에 집착하고 자신 만의 논리 속에 빠져 있어 일반 상식이나 논리와는 동떨어진 비현실적 사고로 백일몽, 환상, 망상 등에 몰입되는 경우

- ▶ **신어조작증 (neologism)** : 심한 정신분열증에서 나타나는 증상으로 자기만이 아는 의미를 가진 새로운 말을 만들어 내는 현상으로 두 가지 이상의 말을 합쳐서 새로운 말을 만들기도 하고 전혀 새로운 말을 만들기도 함.

- ▶ **사고의 비약 (flight of ideas)** : 연상활동의 증가에 의해 빠르게 사고가 진행되는 것을 말하며, 전체적인 논리성은 결여되어 있어 결론에 도달하지 못함.

- ▶ **음송증 (verbigeration)** : 의미 없는 단어나 짧은 문장을 반복해서 발성하는 것

- ▶ **우회증** : 연상되는 사고는 너무 많고 선택적인 억제기능은 너무 적기 때문에 많은 일련의 사고가 의식계로 나오게 되는 연상의 장애

- ▶ **지리멸렬 (incoherence)** : 이리저리 흩어져 갈피를 잡을 수 없음. 적절한 문장 법칙과 논리적 연결성이 없을 때

3) 지각장애

(1) 개념 : 정보(보통 시각이나 청각)를 동화하는데 사용되는 양식의 손상으로, 청력이나 시력이 정상이어도 정보가 처리되거나 지각되는 방식에 있어서의 장애를 의미함.

(2) 종류

① 인지불능증(agnosia) : 자극의 중요성을 파악하거나 의미를 이해하는 능력이 상실된 상태로서 사물을 인지하지 못하는 현상

② 착각(illusion) : 외부 대상에서 감각기관으로의 자극과 그 전달과정은 정상이나 뇌에서 이를 통합하고 해석하는 과정의 문제로 인해서 실제 존재하는 외부대상을 잘못 인식하게 되는 현상

   a. 거시증(macropsia) : 사물이 실제보다 더 커 보이는 현상
   b. 미시증(micropsia) : 사물이 실제보다 더 작게 보이는 현상
   c. 공감각(synesthesia) : 하나의 감각이 다른 형태의 감각으로 인식되는 현상
   d. 이인증(depersonalization) : 자기가 자신이 아닌 것 같고, 친숙하지 않고, 낯설고 어색하게 느껴지거나 존재하지 않는 것 같은 느낌이 드는 상태
     → 우울증, 건강염려증, 강박증, 해리장애, 초기 정신분열병 등에서 볼 수 있음. 정상인에서도 심한 피로나 충격 후에 일어나며, 사춘기나 여성에서 더 자주 나타남.
   e. 비현실감(derealization) : 주변 환경에 대한 현실감이 없어 생소한 환경이 친숙하게 느껴진다거나 익숙한 환경이 아주 생소하게 느껴지는 시·공간적 왜곡현상의 형태

(3) 환각(hallucination)

  - 실제 외부에서 감각기관으로 투입된 자극이 없는데도 불구하고 있는 것으로 실제처럼 지각하는 현상

① 환청(auditory hallucination) : 외부로부터의 자극이 없는데도 불구하고 실재하는 것처럼 어떤 소리를 듣게 되는 현상, 환각 중에서 가장 흔함.

② 환시(visual hallucination) : 실제 존재하지 않는 대상, 헛것을 보게 되는 경우, 대개 뇌의 기능장애를 보이는 기질성 뇌증후군에서 흔함.

③ 환촉(tactile hallucination) : 실제 자극이 없는데도 몸에 닿거나 찌르거나 누르는 등의 감각을 갖게 되는 현상, 예로 알코올 금단으로 인한 진전, 섬망 시 벌레가 기어다닌다고 자꾸 털어냄.

④ 환후(환취 ; olfactory hallucination) : 외부자극이 없는데 특정 냄새를 지각하는 현상, 환미와 같이 오는 경우 많음. 측두엽 병소나 정신분열병 시 나타남.

⑤ 환미(gustatory hallucination) : 실제로 없는 맛을 지각하는 현상, 흔하지 않음, 환후와 동시에 나타나는 경우 많음. 기질적 장애가 원인이 되는 경우는 매우 드물며, 대개 정신분열병에서 일어남.

⑥ 운동 환각(kinesthetic hallucination) : 실제와 달리 신체 모양이나 크기가 다르게 느껴진다든지 특정 부위가 자신의 의사와 무관하게 움직이는 것같이 지각하는 현상 → 환각제에 의한 경우에 볼 수 있음.

⑦ 신체 환각(somatic hallucination) : 신체의 특정 부분이나 내부에 무슨 일이 일어나고 있다고 느끼는 경우

제 4 장
사고장애 (Thinking disorder)

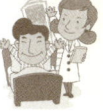

⑧ 반사 환각(reflex hallucination) : 한 곳의 감각자극이 다른 기관의 반응으로 나타나는 현상 → 치아 자극 시 환청

4) 감정장애
   (1) **감정표현상실증** : 감정을 명명하고 묘사하기 어려움.
   (2) **무감동** : 느낌, 감정, 흥미, 관심의 결핍으로 간섭이나 관여하지 않고 외부 환경에 무관심으로 감정 표현이 둔마된 상태
   (3) **쾌감상실증** : 즐거움, 기쁨, 친밀감, 친근감을 경험할 능력이 없거나 감소됨.

5) 행동 및 정신운동장애

【 정신분열병의 비정상적인 운동과 행동 】

운 동	행 동
• 긴장증, 납굴증 • 항정신 약물의 추체외로계 부작용 • 비정상적인 눈운동 • 얼굴 찌푸림 • 실행증 / 반항행동 • 비정상적인 걸음걸이 • 기행증	• 황폐화 된 외모 • 공격성 / 초조 / 폭력 • 반복적 또는 상동적인 행동 • 의욕상실 • 직장 또는 학교생활 유지 불능

6) 양성 증상과 음성 증상

【 양성 및 음성 증상 】

양성 증상	음성 증상
• 정상적 기능이 지나치거나 왜곡됨. 일반적으로 항정신성 약물에 반응함. • 사고장애 : 망상 (피해망상, 신체적 망상, 과대망상, 종교적 망상, 허무망상, 관계망상, 우울망상 등) • 지각장애 : 환각 (청각, 시각, 촉각, 미각, 후각) • 언어장애 : 형식적 사고 장애 (지리멸렬, 말비빔, 탈선, 비논리성, 연상의 장애, 빗나가는 사고, 우회증, 언어의 산만 및 언어의 빈곤) • 행동장애 : 괴이한 행동 긴장증, 운동장애, 사회적 행동의 황폐화	• 정상기능의 감소 혹은 상실, 일반적으로 항정신성 약물에 잘 반응하지 않으며, 비전형적인 항정신성 약물에 반응함. • 정서장애 : 무미건조, 정서적 표현을 하는데 범위나 강도가 제한되어짐. • 무논리증 (alogia) : 한정된 사고와 언어행위 • 의욕상실 / 무감동 : 목적 지향적인 행동 개시의 결핍 • 쾌감상실증 / 사회화상실 : 즐거움을 경험하거나 사회적 접촉을 유지하는 능력 없음. • 주의력 결핍 : 정신적으로 초점을 맞추어 주의를 기울이는 능력이 결여됨.

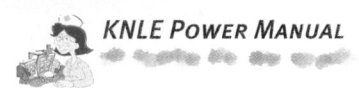

5 간호 중재 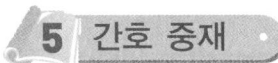 기출 98,99,00,01,02,03,04,05,06,08,09,2010

1) 긴장형 및 해리형 정신분열병 간호 중재

【 정신분열병 환자들을 위한 간호 수행 시 행동 전략 】

핵심 문제	간호 중재
불안	• 환자에게 불안과 관련된 증상들을 가르친다. 불안을 유발하는 것이 무엇인지 환자가 확인하도록 돕는다. 불안을 처리하기 위하여 환자가 증상 관리 기법들을 사용하도록 돕는다. 불안이 재발 요인인지 사정하고, 만약 그렇다면 아직 온전한 상태에 있는 동안 불안을 줄일 수 있는 계획을 세운다.
우울	• 환자에게 우울증과 관련된 증상들을 가르친다. 우울증을 처리하기 위하여 환자가 증상 관리 기법들을 사용하도록 돕는다. 우울증이 재발 요인인지 사정하고, 만약 그렇다면, 아직 경증 단계에 있는 동안에 우울증을 감소시킬 수 있는 계획을 세운다.
경험을 통해 배우지 못함.	• 긍정적인 경험과 부정적인 경험들을 모두 다 재고한다. 환자가 바람직한 목적을 성취하도록 돕는데 무엇이 성공적이었고, 무엇이 비 성공적이었는지를 확인한다.
인과관계 사고력의 문제	• 잘 진행되어 가고 있었던 것과 그렇지 않은 것은 무엇인지를 알아보기 위해서 각 경험을 분석한다. 환자가 각 경험에서의 결과를 유도한 사건들을 차례로 나열하도록 돕는다.
시간에 대한 지남력 장애	• 시간을 알기 위하여 어떻게 시계를 사용하는지 환자에게 가르친다. 하루 중의 시간을 알기 위해서 지는 태양 혹은 어떤 라디오 프로그램과 같은, 환경적 단서를 이용하는 것을 환자에게 가르친다. 환자가 예정된 활동들에 대한 캘린더를 만들고 활용하도록 돕는다.
정보의 전후 연결의 어려움	• 환자에게 중요한 정보와 중요하지 않은 정보를 구별하는 것을 가르친다. 환자에게 오직 한 가지 중요한 정보에 초점을 맞추도록 가르친다. 소음과 많은 군중들로부터의 과도한 자극에 의하여 일어나는 혼란을 피하거나 최소화하는 것을 환자가 배울 수 있도록 돕는다.
정보 처리 과정이 느림	• 환자에게 정보를 처리하고 반응할 수 있는 시간을 준다. 불안은 정보처리의 어려움을 증가시키므로 불안을 최소화한다. 환자가 말하고 있는 내용을 이해하려고 노력하는데 진실한 관심이 있음을 증명한다. 환자와 의사소통할 때 분명하고 간단하게 한다.
함께 공유할 정보 심사의 어려움	• 환자에게 자신의 질병에 관하여 말하기 편안한 사람들을 선택하는 것을 가르친다. 간호사는 그 병을 잘 이해하고 있으며, 같이 대화하기에 안전하다는 것을 환자에게 알게 한다.
의사 소통 장애	• 환자를 이해하기 위하여 적극적인 경청을 한다. 환자가 말하고자 하는 것을 명료화한다. 그 주제를 잘 듣고, 환자로부터 전달되고 있는 내용을 확인한다. 환자가 필요한 어휘를 사용할 수 있도록 돕고, 낱말의 문자 그대로의 의미를 사용한다. 들은 말을 환자가 반복할 수 있게 하고, 사용된 단어와 구문들을 환자가 이해하도록 돕는다.
욕구표현의 문제	• 환자가 필요한 것을 확인하고 우선 순위를 매길 수 있도록 돕는다. 환자가 다른 사람들이 이해할 수 있는 방법으로 필요한 것을 설명하도록 돕는다. 역할놀이를 통해 다른 사람들과 협상하는 것을 연습한다.

제 4 장 사고장애 (Thinking disorder)

핵심 문제	간호 중재 (계속)
자아개념 저하	• 환자가 그의 장점들과 긍정적인 특성들을 확인하고 극대화할 수 있도록 돕는다. 환자가 직면하는 일반적 상황의 역할놀이를 한다. 환자가 그 상황을 잘 처리할 때 긍정적인 피드백을 준다. 어떤 방법으로 문제가 더 잘 처리될 수도 있었을지 결정하기 위하여 그 문제를 분석한다.
낙인으로 인한 고립감	• 자신의 질병에 대한 환자의 이해를 극대화한다. 가능할 때, 환자에게 낙인을 남길만한 행동을 최소화하도록 가르친다. 낙인과 이상한 소문을 처리하는 방법들을 가르친다. 구체적이고 해학적인 언어 태도를 개발한다. 간호사가 환자가 되는 다양한 상황들을 역할놀이 한다.
감각자극의 자각 및 해석의 어려움	• 환자와 함께 문제가 될 수 있는 상황들을 재고한다. 사건들을 해석하는 사고 과정들을 목록으로 작성하고 사정한다. 환자가 현실 테스트를 하고 문제의 해석을 재형성하도록 돕는다. 긍정적이고 생산적인 과정을 강화한다.
집중력 저하 및 일을 끝매지 못함.	• 환자가 일들을 작은 연속적인 단계로 쪼개도록 돕는다. 환자가 한번에 한 단계, 한 가지 일에 초점을 유지하도록 돕는다. 그 일을 완성하도록 강요하지 말고, 환자에게 한번에 한 단계씩 지시한다.
부적절한 사회적 행동	• 그 행동을 유도하는 환자의 사고 과정을 확인한다. 환자에게 그 행동에 관하여 물어본다. 정확하지 않은 인지사항을 수정하도록 돕는다. 환자가 그 행동의 바람직한 결과를 확인하도록 돕는다. 적절한 사회적 기술들을 가르친다.
의사결정의 어려움	• 환자가 원하는 결과를 결정하도록 돕는다. 환자가 목적의 우선 순위를 정하고 그것들을 장·단기적으로 범주화하도록 돕는다. 환자가 각 목적의 성취 예정일을 설정하도록 돕는다. 바람직한 목적을 성취하기 위하여 작고, 구체적인 단계들을 설정할 수 있도록 돕는다.

Tip 정신분열병의 증상에 따른 약물 선택

양성 증상		음성 증상
mesolimbic passway (D_2 수용체)와 관련 대개 급성기 증상		mesocotical passway (D_1 수용체)와 관련 대개 만성기 증상
정동 증상 (불안, 긴장) 공격적, 충동적 행동	망각 & 환각 괴이한 행동	정서적 둔마 무의욕 무논리증 사회적 철퇴 사고의 두절
전형 약물		비전형 약물
저역가 약물 - Chlorpromazine - Thioridazine 등	고역가 약물 - Haloperidole	Resperidone Clozapine Sulpiride

2) 망상형 정신분열병 간호 중재

【 망상환자의 중재 전략 】 기출 2010

▶ **망상 유발 요인을 확인한다.**
- 망상의 모든 구성 요소들을 확인한다.
- 스트레스나 불안과 관련될지도 모르는 요인을 확인한다.
- 만약 망상이 불안과 연결되어 있으며, 불안 관리 기술들을 가르친다.
- 증상 관리 프로그램을 개발한다.

▶ **망상의 강도, 빈도, 그리고 지속기간을 사정한다.**
- 일시적인 망상은 짧은 시간 내에 해결될 수 있다.
- 장기간에 걸친 지속되는 고정된 망상들은 관계를 차단시킬 수 있으므로 예방하기 위해서 일시적으로 피해져야 할 것이다.
- 망상에 관해 토론할 필요가 없어질 때까지 조용히 경청한다.

▶ **망상의 감정적 구성 요소들을 확인한다.**
- 망상의 비논리적 성질이 아니라 기저의 감정들을 파악한다.
- 그 망상이 옳고 그름의 논쟁이 없이 두려움, 불안, 분노에 대한 표현을 격려한다.

▶ **구체적 사고의 증거를 관찰한다.**
- 환자가 간호사를 문자 그대로 받아들이고 있는지 확인한다.
- 간호사와 환자가 같은 방법으로 언어를 사용하고 있는지 확인한다.

▶ **사고 장애의 증상들을 확인하기 위해서 언어행위를 관찰한다.**
- 환자가 사고 장애(횡설수설, 화제에서 빗나가기, 쉽게 주제 바꾸기)를 나타내고 있는지 관찰한다.

▶ **원인과 결과 추론 능력이 있는지 관찰한다.**
- 환자가 과거의 경험에 근거하여 논리적인 예측을 할 수 있는지 확인한다.
- 환자가 시간을 개념화할 수 있는지 확인한다.
- 환자가 그의 최근과 장기적인 기억을 사정하고 의미있게 사용할 수 있는지 확인한다.

▶ **경험에 대한 설명과 상황적 사실을 구별한다.**
- 실제적 상황에 관한 잘못된 믿음을 확인한다.
- 현실 테스트에 대한 환자의 능력을 증진시킨다.
- 환자가 환각 상태에 있는지 확인한다.

▶ **그들이 제시하는 것에 따른 사실들과 그 의미들을 신중히 물어 본다.**
- 가끔 망상에 관하여 환자와 이야기하는 것은 그가 그것이 사실이 아니라는 것을 알도록 하는데 도움이 될 것이다.
- 전 단계들이 완결되기 전에 다음 단계를 취한다면 망상이 강화될 수 있다.

▶ **환자가 준비가 되어 있을 때, 망상의 결과들에 관하여 토론한다.**
- 망상의 강도가 줄어들었을 때, 망상에 관하여 토론하라.
- 망상의 결과들에 대하여 토론하라.
- 환자에게 그의 행동, 일상활동들, 그리고 결정하기에 대해서 책임을 갖도록 허용하라.
- 환자의 건강과 회복에 대하여 환자 자신이 책임감을 갖고 참여하도록 격려한다.

▶ **망상에서 벗어나도록 현실에 초점을 두어 주의를 이끈다.**
- 신체적 기술들에 대한 주의력을 요구하고, 환자가 건설적으로 시간을 사용할 수 있도록 도와줄 활동들을 증진시킨다.
- 성격의 건강하고 긍정적인 면들을 인식시키고 강화한다.

제 4 장
사고장애
(Thinking disorder)

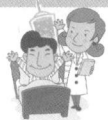

6 치료요법

1) 지지적 개인 정신치료
   (1) 어떤 형태의 정신치료이든 간에 꼭 필요한 치료요법
   (2) 치료자와 대상자 사이에 관계(rapport)가 형성된 후에 이루어짐.
   (3) 약해진 자아를 지지해 줌으로써 현실생활과 이에서 파생되는 문제들을 대처해 나갈 수 있도록 해줌.
   (4) 대상자를 안심시켜 주고, 설득하고, 암시를 주며, 격려·충고·설명·환경조성을 해주어 대상자의 긴장과 불안을 덜어주는 요법

2) 집단 정신치료
   (1) **장점**
   ① 인간관계의 장애를 치료하는 데 효과적
   ② 치료자의 시간이 절약됨.
   ③ 많은 수의 대상자가 저렴한 비용으로 치료받을 수 있음.
   ④ 서로가 상호지지하고 있다는 감정의 경험을 제공해 주며, 고립감, 소외감을 줄여줄 수 있음.
   ⑤ 다른 사람의 문제를 청취함으로써 자신의 문제를 해결하는 방법을 배울 수 있고, 자신의 행동이 타인에게 어떤 영향을 미치는지 배울 수 있음.
   ⑥ 서로가 치료적인 촉진자로서 행동하게 되므로, 상호 정보를 교환할 수 있고, 피드백을 받아 행동의 변화를 시도할 수 있는 독특한 의사소통 양상을 배울 수 있음.
   ⑦ 구성원은 집단에서 개인의 기능적 역할에 대해 배우게 됨.

   (2) **단점**
   ① 사적인 침해를 받을 수 있음.
   ② 비밀성 방해, 집단 속에서의 완전하고 정직한 참여를 방해받을 수 있음.
   ③ 개인이 집단상황하에서의 자기노출은 매우 힘들 것이므로 고도의 위험을 느낄 수 있음.
   ④ 변화를 원하지 않는 대상자는 집단에 자신이 노출되는 것을 꺼릴 수도 있음.

3) 가족치료
   (1) 가족이 대상이며, 가족 구성원 간의 상호관계를 다룸.
   (2) 각 가족 구성원이 독립적으로 기능할 수 있도록 도와줌.
   (3) 구성원의 기능장애는 가족 내 문제에서 비롯된다고 간주함.
   (4) 필요 시 가족 개개인을 치료하기도 함.

7 치료 약물 기출 2010

1) 항정신병 약물 종류

　(1) **Phenothiazine계** : Aliphatic군, piperidine군, piperazine군 → 저강도 약물

　(2) **Thioxanthene계** : Chlorprothixene, thiothixene

　(3) **Butyrophenon계** : Haloperidol → 고강도의 약물

　(4) **Dibenzoxazepien계** : Clozapine

　(5) **Dihydroindole계** : Molindone

Tip 항정신병 약물 (Antipsychotic drug)

1. 전형적 항정신병 약물
   1) 저역가 : **chlorpromazine**, thioridazine
      → 진정, 자율신경 부작용이 강한 대신 추체외로 부작용이 적음.
   2) 중간 역가 : perphenazine, loxapine
   3) 고역가 : **haloperidol**, fluphenazine, pimozide
      → 진정, 자율신경 부작용이 적지만 추체외로 부작용이 많음.
      → Sedation ↓, anticholinergic effect ↓, CV effect (기립성 저혈압) ↓

2. 비전형적 항정신병 약물
   1) 세로토닌 : 도파민 길항제 (clozapine, risperidone, olanzapine, quetiapine)
   2) $D_{2,3}$ 선택적 길항제 (sulpiride)
   3) 특징
      - 정형 항정신병 약물과 달리 용량 범위 내에서 EPS가 없거나 적은 약물을 의미함.
      - 양성 증상에 대한 효과는 기존의 약과 비슷하나, **음성 증상과 depressive Sx**에 대한 효과는 더 좋다.

3. clozapine
   1) weak D_2 수용체 길항제 및 강력한 D_4 수용체 길항제, 5-HT 수용체 길항제
   2) 1~2%에서 부작용으로 agranulocytosis 생김.
      → 매주마다 blood check 필요
   3) negative 증상에서 효과적

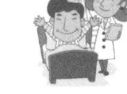

제 4 장
사고장애
(Thinking disorder)

2) Chlorpromazine

(1) 항정신병 약물의 하나로 주로 정신분열증과 조울증 등을 치료하는 데에 쓰며, 소화기 궤양이나 본태성 고혈압증 등에도 사용됨.

(2) 부작용 : 근육강직으로 각 사지의 특징적인 진전(떨림, 몸서리), 지연운동 이상증(느리고 주기적인 자동 운동), 혈액과 간의 부작용 등

(3) 주의사항

① 장기 투여 시 환자를 주의하여 관찰하고 간기능검사, 혈액검사 등을 실시해야 함.
② 졸음, 주의력·집중력·반사운동능력 등의 저하가 나타날 수 있으므로 이 약을 투여 중인 환자는 자동차운전 등 위험을 수반하는 기계조작을 하지 않도록 주의를 주어야 함.
③ 이 약을 갑자기 투여 중지하면 구역, 구토, 불면 등의 급성 금단 증상이 나타날 수 있으므로 점차적으로 감량해야 함.
④ 이 약은 진토작용이 있어 다른 약물에 기인한 중독, 장폐색, 뇌종양 등에 의한 구토 증상을 은폐할 수 있으므로 주의해야 함.
⑤ 치료 초기에 기립성 저혈압이 나타날 수 있으므로 이러한 증상이 나타나는 경우에는 감량 등 적절한 처치를 해야 함.

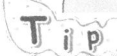

정신분열병의 예후가 좋을 경우

- 발병 전에 아주 충격을 받을 만한 사건이 있는 경우
- 첫 발병 나이가 많을수록
- 발병 전에 사회, 직장, 학교생활을 잘했던 경우(대인관계 좋고, 친구 많고, 직장생활 원만)
- 정신분열병 증상 이외에 기분증상(특히 우울 증상)이 뚜렷한 경우
- 결혼한 후 잘 살다가 걸린 경우
- 가족이나 친척 중에 정신분열병 환자가 없는 경우
- 가족환경이 환자에게 우호적일 경우
- 주 증상이 양성 증상일 경우
- 난폭한 행동을 보이지 않는 경우
- 병을 앓은 후 상태가 아주 좋았던 시기가 있는 경우
- 여자환자
- 환자의 지능이 높은 경우
- 술이나 약물을 남용하지 않는 경우

제 4 장
단원 예상문제

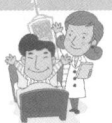

단원 예상문제

01 정신·생리장애 환자에 대한 설명으로 가장 적절한 것은?

1) 환자들은 자신의 증상에 대한 심리적인 원인을 스스로 인정하고 이해한다.
2) 정신·생리장애는 심리적 원인에 의해서만 발생하는 질환이다.
3) 나타난 신체적 증상들은 심리적 문제가 해결되면 저절로 완화, 치료된다.
4) 정신·생리장애는 일종의 부적절한 적응방법으로 볼 수 있다.
5) 나타난 신체적 증상들은 전환반응의 증상과 마찬가지로 강한 상징적 의미를 지닌다.

해설) 정신·생리장애란 억압된 정서적 갈등의 문제들이 신체적 기능상의 장애를 일으키고 더 나아가 기관의 조직학적 변화까지 일으키는 것으로 정서적 갈등이 신체 장기를 통해 표현되는 것이다.

02 기질적 정신장애의 공통적인 증상은?

```
가. 기질적 장애
나. 기억장애
다. 판단력 장애
라. 청각장애
```

1) 가, 나, 다   2) 가, 다   3) 나, 라
4) 라   5) 가, 나, 다, 라

해설) 기질성 정신장애는 뇌조직의 영구적인 손상이나 일시적인 뇌기능 장애에 의해 야기되는 정신기능 장애나 행동장애를 나타내는 임상적 증후군으로 주요 증상은 섬망, 치매 등이나 지남력, 기억력, 판단력, 이해, 계산, 학습 등 지적 기능에 손상을 보이는 인지기능의 장애가 핵심이며 우울, 불안, 의식의 장애, 흥분, 편집증, 무감동, 공격성, 충동조절 장애, 성행동 장애 등이 포함될 수 있다.

03 정신분열병 환자에게서 가장 흔히 발견되는 정서장애는?

1) 행복감 또는 의기양양   2) 슬픔 또는 우울감   3) 불안 및 초조감
4) 무감동 또는 냉담   5) 분노 또는 적개심

해설) 정신분열병 소인 중의 하나인 감정 (정서)장애는 감정표현상실증, 무감동, 무해, 바보스러운 미소나 킬킬댐 등이 있다. 정신분열병 환자의 무감동, 냉담 등은 대표적인 음성증상이다.

정답 1-④ 2-① 3-④

04 의심이 많고, 남을 비웃고, 무시하는 사람이 그러한 행동을 보이는 이유는?

1) 열등감 보상
2) 자신의 불안표현
3) 관계 사고
4) 망상적인 사고
5) 스트레스를 감소하거나 피하기 위해

> **해설** 편집성 인격장애로 타인의 행동을 계획된 요구나 위협으로 보고 지속적인 의심과 불신을 갖는 경우이다. 제한된 정서반응을 보이므로 늘 긴장되어 있고 냉담하고 무정한 면이 있으며, 자만심을 보이고 유머감각이 결여되어 있다. 이들은 열등감을 숨기고자 투사라는 방어기제를 자주 사용한다

05 사고 및 지각장애의 환자를 위한 간호 중재는?

1) 확실하게 구체적인 말로 해준다.
2) 혼자있게 내버려 둔다.
3) 독서를 하도록 한다.
4) 다른 환자들과 함께 TV를 보도록 한다.
5) 여러 명이 카드놀이를 하도록 한다.

> **해설** 대상자와의 신뢰적인 치료적 관계형성이 이루어진 조건에서 반구조화된 면담이 가능하며, 다양한 비언어적 표현들에 주의하며 정신간호사의 관찰술 및 다양한 치료적 의사소통술을 적용해야 한다.

06 사고의 비약이 있는 급성 조증환자와 이야기를 나눌 때 간호사의 중점적인 사항은?

1) 주의가 산만해지기 쉬우므로 주의집중을 위해서 큰소리로 빨리 이야기한다.
2) 어떤 목적이나 의미가 없는 이야기를 하므로 환자의 대화 내용에 관심을 가지지 않는다.
3) 화제를 바꾸지 말고 한 가지 사고에 초점을 맞추어 이야기한다.
4) 환자의 사고에 대한 표현보다는 감정전달에 초점을 맞추도록 한다.
5) 환자는 아무 목적 없이 화제가 자주 바뀌므로 대화내용에 관심을 갖지 않는다.

> **해설** 어떤 상황에서도 격분해서는 안 되고 그들의 사고와 행동에 대해 논쟁을 벌여서도 안되며, 환자는 여전히 계속 도움을 받을 가치가 있음을 알려 준다.

정답 4 - ① 5 - ① 6 - ④

제 4 장
단원 예상문제

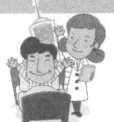

 다음 중 '플래시백 효과'를 일으키는 물질은?

1) 아편제제　　　　2) 알코올　　　　3) 흡입제
4) 환각제　　　　　5) 니코틴

> 해설　환각제 사용 중단 후 환각제 중독 때 경험했던 지각증상 즉 기하학적 환각, 주변 시야에서의 움직임에 대한 잘못된 지각, 색체로 섬광, 강렬한 색깔, 양성적인 잔상, 대상 주위의 후관, 거시증, 미시증 같은 것을 경험하는 것이 'flash back' 현상이다.

 물질남용자인 최씨는 자주 흥분하고 안절부절하여 충동적으로 요구하고 행동한다. 최씨에게 치료적인 간호접근이 아닌 것은?

1) 요구가 있을 때 적당한 시간동안 지연시킨다.
2) 행동이나 요구를 하게 된 생각을 설명하도록 한다.
3) 즉시 요구를 들어준다.
4) 다른 사람들이 피드백을 해준다.
5) 결과에 대해 심각한 우려를 나타내면서 충동적인 행위를 다룬다.

> 해설
> • 충동성은 의식적인 의사결정이나 생각을 거치지 않고 돌연히 행동하는 경향을 말하며, 불안으로부터 야기되는 불편감을 제거하려는 시도이다.
> • 치료적 접근으로 요구에 대한 생각을 말하게 함으로써 요구를 지연시키고 충동적인 행동의 결과에 대한 심각성을 알리며, 다른 사람들의 객관적인 피드백을 듣고 비교하고 검토하게 한다.

 물질남용자의 금단증상을 간호하기 위한 중재법은?

> 가. 진전, 오심, 불안, 간질발작 등을 사정한다.
> 나. 안정될 때까지 활력징후를 관찰한다.
> 다. 증상을 완화하고 진행을 막기 위해 처방된 약물을 투여한다.
> 라. 자살사고는 금단증상으로 나타날 수 있으므로 주의한다.

1) 가, 나, 다　　　2) 가, 다　　　3) 나, 라
4) 라　　　　　　5) 가, 나, 다, 라

> 해설　적절한 간호를 받게 되면 대상자는 금단증상 (신체적 불편감, 정신운동 흥분, 활력징후의 증가, 발한, 간질 발작 등)이 없다는 것을 표현하고, 현실에 대한 지남력을 보이고, 손상으로부터 자유로워지며, 불안과 공포감이 감소될 것이다.

정답　7-④　8-③　9-⑤

제 4 장 · 사고장애 (Thinking disorder)　107

사고흐름의 장애현상에서 제외되는 것은?

1) 관계망상 2) 사고의 비약 3) 우회증
4) 지연 5) 지리멸렬

해설
- 사고형태의 장애 : 자폐적 사고, 신어조작증, 마술적 사고
- 사고과정의 장애 : 사고의 비약, 사고의 지연, 보속증, 음송증, 우회증, 지리멸렬, 사고의 단절, 추상적 사고의 결여, 실어증, 부적절한 사고
- 사고내용의 장애 : 과대사고 (환상), 망상, 자살사고, 건강염려증, 강박사고, 공포증, 이인증

 지각 이상에 해당하는 것은?

1) 작화증 2) 무쾌감증 3) 피해망상
4) 환상사지 5) 현실 검증력 부족

해설 지각의 이상에는 실인증, 착각, 환각, 이인증, 비현실감 등이 포함되며, 이 중 운동환각에는 절단된 사지가 여전히 존재하는 것 같이 지각하는 환상사지가 포함된다.

 29세 남자가 1년 전부터 경찰이 계속적으로 자기를 감시하고 자기 행동에 대해 이야기하거나 욕하는 소리가 들린다고 병원에 왔다. 면담 결과 사고 과정의 이상은 거의 없었다. 정신분열병의 유형은?

1) 긴장형 2) 혼란형 3) 편집형
4) 미분화형 5) 잔류형

해설
- 망상형 : 하나 혹은 하나 이상의 망상이나 혹은 빈번한 환각에 사로잡혀 있음.
- 붕괴형 : 혼란스러운 언어, 혼란스러운 행동, 둔마된 혹은 부적절한 정동
- 잔류형 : 과거에 정신분열병을 한 번 이상 앓았던 사람이 뚜렷한 증상은 없지만 음성 증상이나 이상한 신념, 특이한 지각경험 등 정신병적 증상이 약화된 형태로 남아 있는 경우를 의미한다. 잔류형의 진단기준에 현저한 망상이 없어야 하나 문제의 환자의 경우 망상과 빈번한 환청이 있으므로 편집형으로 분류할 수 있다.

정답 10 - ① 11 - ① 12 - ③

Nursing Power Manual

기분장애(mood disorder)

기분장애	111
단원 예상문제	119

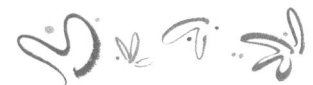

제 5 장
기분장애
(mood disorder)

01 기분장애

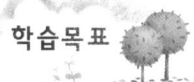
1. 기분장애의 정의를 내린다. ★
2. 기분장애의 원인을 파악한다. ★★
3. 기분장애의 유형을 이해한다. ★★★★

1 정의 기출 98

- 일정 기간 우울하거나 들뜨는 기분의 장애가 주축이 된 일련의 정신장애를 말하며, 저조한 기분이 있는 상태를 우울증, 들뜬 기분의 상태를 조증이라 함.

2 원인

- 유전, 생체 내의 신경전달 물질인 노르에피네프린 및 세로토닌 감소, 호르몬의 변화, 스트레스 등

3 유형 기출 98,99,00,01,02,03,04,05,06,07,08,09

1) 주요 우울장애(Major depressive disorder)
   (1) 조증, 경조증, 혹은 혼재성 삽화 없이 주요 우울삽화만이 일회 혹은 반복적으로 나타나는 상태
   (2) **특징**

① 여성이 남성에 비해 발병 빈도가 2배 정도 높음.
② 여자는 평생 동안 10~25%, 남자는 평생 동안 5~12% 정도가 적어도 한번은 우울증에 걸림.
③ 환자의 50% 이상이 20대에서 50대 사이에 발병함.
④ 자살기도자의 70%는 정신장애를 가지고 있으며, 그 중 70%는 주요 우울장애 환자인 것으로 추정
⑤ 이혼이나 독신자에게 더 많음(어린나이의 발병과 이 장애로 인한 부부간 불화에 기인한 것).
⑥ 높은 사회・경제적 계층

(3) **원인**
① 유전
② 신경・생화학적 요인 : norepinephrine・serotonin・dopamine・acetylcholine・아미노산 GABA 활성도의 저하
③ 내분비 이상 : HPA 축의 활성도 증가로 인한 cortisol의 분비 증가, 갑상샘 기능 이상, 성장호르몬 이상 증세
④ 수면 및 생체리듬 장애
⑤ 심리・사회적 요인 : 스트레스, 정신역동

(4) **증상**
① 우울한 기분 혹은 불안하거나 아무런 기분을 느끼지 못함.
② 사고내용 : 과거 일들에 대한 지속적인 회상, 후회, 원망, 미래에 대한 비관, 자신감 상실
ⓒ 사고의 속도가 느려짐.
③ 지각장애 : 이인증(depersonalization), 비현실감(derealization)
④ 신체 증상 : 피로감, 두통, 소화불량, 관절통
⑤ 수면장애
⑥ 식욕 감소
⑦ 성욕 감퇴
⑧ 자살 시도/자살 계획 또는 반복적 자살 사고

(5) **치료 및 간호**
① 입원치료
② 약물치료(항우울제, 기분안정제, 항불안제, 항정신병 약물, 갑상샘 제제 등)
③ 대인관계 치료(interpersonal therapy) : 의사소통 기술과 사회성 기술을 익히도록 함.
④ 행동치료
⑤ 전기경련요법(electroconvulsive therapy ; ECT)
⑥ 광치료 : 계절성 우울증 환자에게 효과적
⑦ 본인 스스로 개인위생을 할 수 있도록 권유
⑧ 의사표현을 자연스럽게 할 수 있도록 지도
⑨ 환자의 말을 경청하고 비판하지 않음.

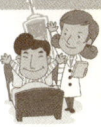

제 5 장
기분장애 (mood disorder)

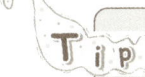 **자살의 위험 징표**

자살계획, 생활 스트레스, 내적 대처기제 (회피, 내재화, 무력감, 절망, 무가치감, 자살에 대한 부모의 모델), 외적 대처 기제 (내담자가 혼자 있는가, 이용할 수 있는 지지체계가 있는가), 죽음에 대한 희망, 정신병, 우울증, 자살기도 경험, 유서, 자살방법, 만성질환, 수술 또는 출산, 알코올중독 및 약물의존, 건강염려증, 늙음, 동성애, 사회적 소외, 파산자, 이차적 이득

2) 양극성장애 (bipolar disorder)

(1) 외부의 자극에 관계없이 기분이 우울한 우울증과 지속적으로 외부의 자극에 관계없이 지속적으로 기분이 들 뜨는 조증(mania)이 주기적으로 반복되거나, 조증만 있고 우울증은 없는 경우를 모두 포함하는 개념임.

(2) 특징
 - 평생 지속되므로 지속적인 치료가 필요한 만성질환으로 처방약물 복용을 중단하면 재발할 수 있으며, 약물남용, 흡연, 알코올 중독 및 기타 중독과 관련이 있음.

(3) 원인
  ① 유전적 요인
  ② 두뇌 기능을 조정하는 화학물질의 불균형
  ③ 스트레스

(4) 증상
 - 우울의 증상
  ① 무능감
  ② 무력감
  ③ 슬픔
  ④ 과다 또는 과소 수면
  ⑤ 성적욕구 감퇴
  ⑥ 뚜렷한 원인 없이 울기
  ⑦ 동기부여 부족
  ⑧ 외모에 대한 무관심
  ⑨ 관심을 가졌던 활동에 대한 무관심
  ⑩ 자신을 낙오자로 생각함.
  ⑪ 낮은 자존감
  ⑫ 종종 자신을 비판함.

⑬ 자신의 탓으로 돌림.

⑭ 미래에 대해 비관적으로 생각함.

- 조증의 증상

① 부풀려진 자만 또는 과장

② 수면에 대한 필요성 감소

③ 보통 때 보다 말을 많이 함.

④ 생각의 비약

⑤ 억지로 말을 많이 함.

⑥ 산만함, 성급함.

⑦ 민감함.

⑧ 과도한 음주

⑨ 정신운동초조

⑩ 목표지향적 활동 증가

⑪ 위험이 따르는 행동 증가

⑫ 성적 무분별 증가

3) 기분부전장애 (dysthymia)

(1) 일정기간 동안 심한 우울증을 보이는 주요 우울장애와는 달리, 만성적으로 경도의 우울 증상이 지속되는 상태

(2) **유병률** : 인구의 3~5% 정도로 추정

(3) **원인**

① 생물학적 요인

② 두뇌의 화학작용

③ 스트레스

④ 사람의 일생 중 대 변환기(10대 시절, 성인기 초기 등)

(4) **증상**

① 적어도 2년 이상 우울한 기분 지속

② 식욕부진 혹은 과식

③ 불면 혹은 수면과다

④ 기력저하 혹은 피로

⑤ 자존심 저하

⑥ 집중력 감소

⑦ 절망감

⑧ 비관적, 허무주의적

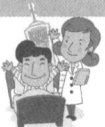

(5) 치료 및 간호
① 약물치료
② 인지치료
③ 행동치료
④ 증세가 심하거나 자살위험이 있거나 전기경련요법이 필요하거나 내과적 병발 질환이 있는 환자 등은 입원치료 필요
⑤ 주요 우울장애의 치료에 이용되는 약물들은 모두 기분부전장애의 치료에 사용될 수 있음.

4) 기분순환장애 (cyclothymia)

(1) 양극성장애 II형의 경한 형태로서 경조증 삽화와 경한 우울삽화가 반복되는 경우임.
기분순환장애가 기분장애의 범주에 포함되는 것은 이 장애가 양극성장애와 생물학적인 관련성이 있다는 것을 의미

(2) 특징
① 정신과 외래환자의 약 3~5%로 추정됨.
② 기분순환장애의 50~75%는 15~25세 사이에 발병함.
③ 가족에서 종종 물질관련 장애가 진단, 4개월마다 반복, 계절에 상관없이 발생
④ 환자의 약 30%에서 양극성 장애 Ⅰ형의 가족력(+)

(3) 증상
① 경조증
② 우울 증상
③ 주변 사람들과의 이유 없는 논쟁
④ 불규칙하고 갑작스런 기분의 변화
⑤ 일반적으로 경조증 시기에는 병원을 찾지 않으며, 우울 증상 시기에 내원함.
⑥ 거의 모든 환자에서 경조증과 우울 증상이 혼재되어 심한 신경과민을 나타내는 기간이 있음.
⑦ 경조증 환자들은 자기처방의 일환으로 알코올, 대마초, BDZ 등의 물질을 남용함(기분순환장애의 약 5~10%에서 물질의존 있음.).

(4) 치료
① 약물치료
  a. 1차 선택 약물 : Lithium 또는 Valproate
    → 용량, 혈중 농도는 양극성 장애의 치료와 같음. 조증 발생에 유의
  b. 주기적으로 초조감을 나타내는 환자 : clonazepam 등의 BDZ
② 지지적이며 교육적인 가족치료와 집단치료

> **Tip 기분장애자의 공통적 간호 중재 내용**
>
> 1. 기분장애자는 비효과적인 개인 대처, 절망감, 영적 고통, 사회적 고립, 자아개념 장애, 사고 과정장애, 무력감, 자해 위험성, 자가간호 결핍, 수면장애, 가족 기능장애, 변비, 영양결핍, 감염위험 등의 간호문제가 있으므로 이에 관한 가족 교육이 필요함.
> 2. 기분장애자는 자해의 위험이 크고 자살 위험률이 높으므로, 자살 위험 신호(불안, 절망감, 위축감, 지남력 상실 및 적대감 등)에 대해 가족에게 알려주어 자살에 대한 예방을 할 수 있도록 함.
> 3. 특히 밤이나 새벽처럼 환자에게 자극이 없는 조용한 시각에 공허감 및 허무감 등의 생각이 많을 수 있고, 이 때 자살의 기도가 많으므로 환자가 확실히 잠들기 전까지는 혼자 두지 말며, 잠든 것을 확인하고 난 후에도 불규칙적으로 확인을 하여 자살 기도의 기회를 줄임.
> 4. 장 운동 저하가 나타날 때는 약물을 취침 시나 음식물과 함께 섭취하도록 함.
> 5. 체위 변경 시 기립성 저혈압이 나타날 수 있으므로 서서히 체위 변경하도록 교육함.
> 6. 집중장애가 나타날 때는 기계 조작 등의 위험한 일은 멈추도록 함.

4 치료 약물 기출 2010

- 급성 근긴장/파킨슨 증상, 장시간 정좌불능증, 만발성 자의운동장애, 졸음, 진정작용, 저혈압, 간 기능 및 혈액장애, 우울증 등

1) 급성 조증

(1) lithium : 부작용 - 특히 신장과 갑상샘 기능이 손상

- ✓ 신장 : 갈증, 다뇨증 → 가장 심각함. 세뇨관 기능의 중등도의 심한 손상, 드물게 신증후군까지 초래
- ✓ 중추신경계 : 진전, 기억 상실
- ✓ 대사 : 체중 증가
- ✓ 위장관 : 설사
- ✓ 피부 : 여드름, 피부 건선
- ✓ **갑상샘 : 갑상샘종, 점액 부종**
- ✓ 신장, 갑상샘 상태를 면밀하고 지속적으로 검사해야 함.
- ✓ 임신에 대한 영향 : Ebstein's anomaly 등의 기형 → 임신 첫 3개월간은 복용을 중단해야 함.

(2) anticonvulsant (carbamazepine, valproate)
- 조증의 치료 효과, 양극성 장애의 조증과 우울증 삽화에 대한 예방 효과
  - ✓ Indication
  - ✓ lithium에 대한 보조적 혹은 대체 약물
  - ✓ lithium 단독 치료에 대해 잘 반응하지 않는 경우(급속 순환성 장애, 불쾌한 상태
  - ✓ disphoric state의 조증
  - ✓ lithium에 대한 부작용을 견딜 수 없는 환자

- carbamazepine의 부작용
  - ✓ 진정작용, 구역질, 시야 혼탁, 피부발진, 혈액 질환 및 저나트륨혈증
  - ✓ hematologic side effect : fatal → routine CBC
  - ✓ aplastic anemia, agranulocytosis, thrombocytopenia etc.

- valproate의 부작용
  - ✓ 비교적 독성 부작용이 적음.
  - ✓ 위장관 증상, 진전, 탈모, 체중 증가 및 혈액 질환
  - ✓ fatal hepatotoxicity

- carbamazepine, valproate 모두 간 기능과 혈액 수치의 변동을 주기적으로 파악해야 함.

(3) 기타 약물
  - ✓ calcium channel blocker : verapamil, diltiazepam
  - ✓ atypical neuroleptics : clozapine
  - ✓ beta-receptor blockers : **propranolol**

(4) 전기경련요법
- Indication
  - ✓ 상태가 심하거나 약물에 반응하지 않는 경우
  - ✓ 임신 초기의 심한 조증 환자 : teratogenicity 때문에 lithium, carbamazepine, valproate를 사용할 수 없음.

2) 급성 우울증
(1) 주요 우울장애의 치료와 비슷
(2) lithium 또는 mood stabillzer의 병용 투여 필요
(3) 삼환계 항우울제 : 양극성 우울증에 덜 효과적
(4) MAO inhibitors : 양극성 우울증에 더욱 효과적
(5) Lithium 유지 치료 도중 우울증 : lithium으로 유발된 갑상샘 저하증 여부를 반드시 알아 보아야 함.

3) 유지 치료

(1) 한 번 이상 재발한 경우 예방 목적으로 유지 치료가 바람직

(2) 선택 약물 : 조증 및 우울증 삽화 모두의 재발 빈도, 심한 정도, 지속 기간을 감소시키는 효능이 있는 약물 선택 → lithium

(3) lithium 유지 치료 시 표준 혈중 농도 : 0.8~1.0mEq/L

(4) lithium 유지 치료 중단 시 재발률이 높아지고, 재치료 반응도 나쁠 수 있으므로 유지 치료 중단 시 신중해야 함.

【 우울증을 나타내는 신체질환과 약물들 】

심혈 관계 : 심근경색

위장계 : 우울증이 먼저인지, 위장계 증상이 먼저인지 구별하기 어려운 수가 있다.

신경계 : Huntington 병, 뇌종양, 다발성 경화증

췌장질환

    - Hypothyroidism : Hyperthyroidism : thyrotoxicosis

    - Hyperparathyroidism

    - Addison's disease, Cushing's disease

    - rheumatoid arthritis

감염증 : 특히 바이러스성 병, e. g. EBV mononucleosis

각종 종양 : 암환자 (특히 화학요법을 받고 있는 환자)

영양장애 : 노인, 식사습관장애, 흡수장애, 단백질 및 비타민 (B) 결핍증

항정신성 약물 : 항정신병 약물(phenothiazines : butyrophenones) ; barbiturates ; meprobamate ; benzodiazepines : 각종 소위 'street' drugs (cocaine) Corticosteroids

고혈압 치료제 : reserpine ; alpha-methyldopa ; propranolol ; clonidine ; guanethidine

기타 : L-dopa ; digitalis, bromide ; cyclosporin, disulfiram, isoniazid, yohimbine

제 5 장
단원 예상문제

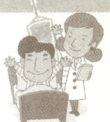

단원 예상문제

01 조증 상태에 있는 환자에게 가장 적절한 간호는?

1) 자살하지 않도록 보호한다.
2) 괴이한 행동을 수용한다.
3) 조용한 음악을 들려준다.
4) 적당한 수분과 음식섭취에 주의를 기울인다.
5) 집단활동의 참여를 확대시킨다.

> 해설 환경적 수행으로 자살의 위험을 주의해야 하고 표현된 감정을 비평하거나 부정하지 않도록 주의하며, 자신의 표현이 다른 사람들에게 미치는 영향은 물론 자신의 표현 강도에 대한 귀환이 필요하다. 복잡한 상황에 대처 못하여 집중기간이 짧다. 단순하고 빨리 끝나는 일이 필요하며, 돌아다닐 수 있는 공간과 자극적이지 않은 가구 배치가 필요하다. 억제나 격리는 환자를 답답하게 하여 초조와 불안을 증가시킬 수 있다.

02 23세 된 박씨 부인은 잘 먹지도 않고 계속 떠들고 노래를 부르며, 비싼가구를 사고 길거리에서 아무 남자에게나 치근덕거리는 증세로 입원하였다. 다음 중 가장 적절한 약물은?

1) Chlorpromazine   2) Reserpine   3) Diazepa
4) Doxepin   5) Lithium Carbonate

> 해설
> • 조증상태 즉 양극성 장애의 약물치료는 Lithium Carbonate와 항정신병 약물의 병용이 가장 효과적이며, 적정농도에 도달하여 항조증 효과를 나타내기까지 2~6주의 시간이 걸린다.
> • Lithium (항조증제)은 혈중 농도 관찰 (치료 농도 1.0 ~ 1.5mEq/L, 유지 농도 0.6-0.8mEq/L), 수분섭취 권장, 신장기능 사정, 갑상선 기능저하로 사정 및 중재가 필요하다.

03 우울증 환자가 자신은 음식을 먹을 가치가 없다고 거부할 때 가장 적절한 간호사의 태도는?

1) 먹지 않으면 정맥주사를 하겠다고 말한다.
2) 음식을 먹을 만한 충분한 가치가 있음을 설명한다.
3) 간호사가 손으로 음식을 떠서 준다.
4) 위관영양을 한다.
5) 의사에게 보고하고 지시를 받는다.

> 해설 우울상태가 심할수록 식욕부진이 있으므로 기호식품을 선택할 수 있는 기회와 식욕을 돋우는 음식의 모양과 배열, 소량씩 제공하며, 자주 먹도록 곁에서 권유하며 섭취량과 배설량을 기록하고 매일 체중을 잰다. 우울증 환자는 무엇보다도 스스로 먹으려 하지 않으므로 직접 떠서 먹여준다.

정답 1-④ 2-⑤ 3-③

제 5 장 · 기분장애 (mood disorder)

04 다음 중 생각의 비약을 나타내는 상태는?

1) 우리 반 아이들은 내가 거짓말쟁이라 생각하고 나를 싫어해요.
2) 남자들이 나를 좋아하는 것 같아요. 장동건도 나를 보러 왔었어요.
3) 요즘은 매일 남편과 싸워요. 그가 요즘 나를 멀리하고 바람피는 것 같아요.
4) 오늘은 날씨가 너무 추워요. 혹시 갈비탕 먹었어요?
5) 텔레비전에서 나를 감시하는 것 같아요.

> **해설** 생각의 비약은 조증환자에서 볼 수 있는 증상으로 연상활동이 지나치게 빨라 대상자의 생각과 대화가 한 주제에서 다른 주제로 빠르게 진행되는 현상으로 통상적인 연상과정을 거치지 않고 지엽적인 내용을 따라 다른 방향으로 흘러 엉뚱한 결론에 도달하는 것이다.
> 1)번은 피해망상, 2)번은 애정망상, 3)번은 질투망상, 5)번은 추적망상에 속한다.

05 자살은 우울환자의 간호계획을 수립할 때 기본적으로 고려해야 할 점이다. 다음 기간 중 특히 자살 시도에 대해 주의를 기울여야 하는 때는?

1) 대상자가 우울이 깊어지고 방에서 나오려하지 않을 때
2) 대상자가 신체적 고통을 호소하기 시작할 때
3) 우울에서 빠져나오기 시작할 때
4) 자가 간호사가 결핍되었을 때
5) 잠자기 전·후에

> **해설** 우울증 환자는 사회적으로 고립되어 있고 망상적인 사고와 표현을 하며 자살에 관한 생각을 가지고 있다. 특히 우울에서 빠져나오기 시작할 때 자살사고가 가장 두드러지게 나타난다. 대상자가 우울이 지극히 길어질 때는 자살에 대한 사고조차 할 수 없는 위축적인 행동, 무감동, 지연 등의 증상이 나타난다.

06 흥분한 환자와 의사소통 시 주의해야 할 점이 아닌 것은?

1) 치료자는 가능한 사무적인 태도를 취한다.
2) 환자와의 토론은 피하도록 한다.
3) 다른 환자와 행동을 비교 설명하면서 환자를 지적한다.
4) 환자에게 비웃는 듯한 인상을 주지 않도록 조심한다.
5) 환자 자신이나 다른 환자에게 해를 끼칠 수 있을 경우에는 제한이 가해질 수 있음을 미리 설명한다.

> **해설** 다른 환자와 비교하고 지적하는 것은 환자에게 자신이 무시받고 있다고 생각하거나 열등감을 느낄 수 있으므로 흥분을 부추길 수 있다.

정답 4-④ 5-③ 6-③

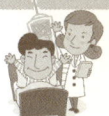

제 5 장
단원 예상문제

07 우울증 환자의 간호 진단 중 적절하지 않은 것은?

1) 무력감
2) 사회적응장애
3) 자가간호결핍(개인위생)
4) 사고과정장애(과대망상)
5) 만성 자긍심 저하

 우울증은 슬픔, 죄의식, 자존감 저하 등을 특징으로 나타내는 정서 상태로 수면장애, 변비, 식욕장애, 개인위생 결여, 피로, 운동 활동의 저하, 정신과정의 지연, 불안, 반추, 절망감, 무가치감, 자살사고, 즐거움을 느낄 수 있는 능력의 결여를 나타내며, 사고과정장애 중 과대망상이 아닌 우울망상이 주요 문제가 된다.

08 다음 중 질병 발생에 유전의 상대적 위험도가 가장 큰 정신 질환은?

1) 정신분열병
2) 주요 우울장애
3) 양극성 장애
4) 범불안 장애
5) 공황장애

해설 공황장애, 범불안 장애, 주요 우울장애도 유전적 요인이 있는 것으로 되어 있으나 정신분열병과 양극성 장애 I 형이 더 유전적인 요인이 강하다. 부모 중 한 사람이 정신분열병이 있으면 자식들이 정신분열병일 가능성이 12%, 모두 정신분열병이 있으면 40%이고, 부모 중 한 사람이 양극성 I 형이면 자식들이 환자일 가능성이 25%, 부모 모두 양극성 I 형이면 50~70%이다. 따라서 답은 3번입니다.

09 기분부전장애에 대한 설명으로 틀린 것은?

1) 스트레스에 대한 반응요소가 강하다.
2) 치료는 주요 우울장애와 비슷하다.
3) 정신병적 증상 동반이 가능하다.
4) 주요 우울장애보다 증상이 경하다.
5) 불안장애나 약물남용과 공존이 흔하다.

해설 감정부전장애라고도 함.
주요 우울장애의 경한 상태로 보기도 하나, 삽화적이 아니고 만성적이라는 점이 다르다. 주요 우울장애, 불안장애 (특히 공황장애), 약물남용과 공존하는 수가 많다. 정신병적 양산은 없다.

정답 7-④ 8-③ 9-③

10 기분순환장애에 관한 설명이다. 바른 것은?

1) 대부분 병식을 갖고 있다.
2) 주로 30대 이후에 발병한다.
3) 만성적 경과를 밟지 않는다.
4) 양극성 장애로 발전되는 경우는 드물다.
5) 환자의 약 30%에서 Ⅰ형 양극성 장애의 가족력을 보인다.

> **해설** 병식을 갖고 있는 경우는 드물며, 15~25세에 50~75% 발병
> 3)과 4)는 1/3은 주요 기분장애로 발전하며, 대개 Ⅱ형 양극성 장애로 발전

11 다음 보기에서 주요 우울장애에서 나타나는 신체 관련 증상은?

가. 피로감	나. 식욕저하
다. 말기 수면장애	라. 성욕감퇴

1) 가, 나, 다   2) 가, 다   3) 나, 라
4) 라   5) 가, 나, 다, 라

> **해설** 수면장애 : 가장 흔한 증상으로 잠들기도 힘들지만 (초기 불면증), 깊이 잠들 수 없고 (중기 불면증), 새벽 일찍 잠이 깨어 다시 잠들기도 힘들다 (말기 불면증). 우울증에서는 말기 불면증이 특징적이다. 반대로 잠이 너무 많은 경우도 간혹 있다.
> 식욕부진, 변비, 소화불량 같은 증상도 흔히 나타나며, 식욕과다도 드물게 나타난다. 체중 감소, 피로도 중요한 신체 증상이며, 그 밖에 두통, 권태감, 압박감, 월경불순, 성욕감퇴가 있다.

정답 10 - ⑤ 11 - ⑤

Nursing Power Manual

불안장애(anxiety disorder)

불안장애	125
단원 예상문제	133

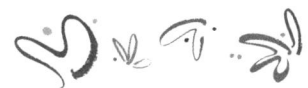

제 6 장
불안장애
(anxiety disorder)

01 불안장애

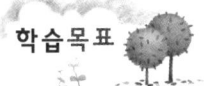

1. 불안의 정의를 이해한다. ★★★
2. 불안의 원인을 설명한다. ★★
3. 불안의 종류를 파악한다. ★★
4. 불안의 단계를 이해한다. ★
5. 불안과 관련된 신체증상을 나열한다. ★
6. 불안과 관련된 질환을 이해한다. ★★★★

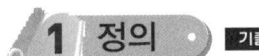 기출 99,00,01,02

1) 불확실하고 무력한 느낌과 관련되었으며, 속성이 모호한 막연한 염려
2) 스트레스에 대한 반응이며, 위협적인 상황에 대한 방어적인 반응으로 주관적으로 경험되는 정서 상태
3) 외적인 위험에 의한 것이라기보다 내적인 갈등에 대한 조절 능력의 상실 또는 약화로 인해 초래되는 모호하고 막연한 감정

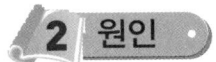 기출 06, 2010

1) 정신·분석적인 견해
  - 무의식적인 갈등, 억압된 소망, 욕망, 본능, 충동적 위협감

2) 생리적인 견해
  - 유전적 소인, 선천적 취약성, 병리적 소견

3) 신경생리학적 견해
 - 자율신경계 극심한 반응, 신경전달 물질(GABA, serotonin, norepinephrine)

4) 대인관계론적 견해
 - 낮은 자존감, 낮은 자기개념, 부모와의 부적절한 관계

5) 행동이론적 견해
 - 학습된 행동, 내적·환경적 자극에 조건화 반응

6) 실존주의적인 견해
 - 생의 의미 상실

7) 환경론적 견해
 - 재난, 재해, 성폭행, 상실경험, 무시, 기타 여러 가지 스트레스원

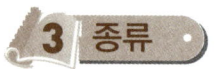

3 종류

1) 정상적인 불안 (Normal anxiety)
 - 위협적인 상황 등에 처했을 때 느끼는 감정으로 부정적 결과가 일어나지 않도록 긴장을 하고 경계를 하며, 조심스러운 행동을 하게 되며, 위협적인 상황을 벗어나게 되면 안도감을 느끼고 긴장이 풀림, 위험한 상황에서 적절한 불안을 느끼는 것은 매우 자연스럽고 정상적임.

2) 병적인 불안 (Pathological anxiety)
 - 현실적인 위험이 없는 상황이나 대상에 대해서 불안을 느끼거나, 현실적인 위험의 정도에 비해 과도하게 심한 불안을 느끼거나, 불안을 느끼게 한 위험적 요인이 사라졌음에도 불구하고 불안이 과도하게 지속됨.

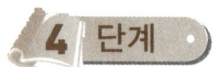

1) 경증 불안 (mild anxiety)
 - 신체적 증후가 없으며, 감각이 민첩해지고 지각영역이 확대되어, 예전보다 잘 보고 듣고 파악하게 된다. 이러한 불안은 학습을 동기화시키며, 성장과 창조성을 가져온다. 이런 정도의 불안은 유용한 감정이 된다.

2) 중등도 불안 (moderate anxiety)
 - 약간의 발한이 있으며, 근육이 긴장하게 시작하고 불평, 논쟁, 지분거리는 행동이 나타날 수 있으며, 병리의 정도는 개인차가 있다. 불안을 일으키는 대상에 즉각적인 주의를 기울이게 되고, 지각영역이 좁아져 선택적인 부주의 (selective inattention)가 있어 전보다 덜 보고 듣고 파악하게 된다. 잘 지도해 주면 좀 더 집중할 수 있다.

제 6 장
불안장애
(anxiety disorder)

3) 중증 불안 (severe anxiety)
- 지각영역이 현저히 축소되고 사소한 것에만 주의를 기울인다. 모든 행동은 불안을 경감시키는데 집중되며, 다른 영역에 주의를 기울이게 하려면 더 많은 지시가 필요하다. 신체적 증상이 급격히 증가하여 몸을 떨며, 과도한 몸 움직임, 동공 확대, 과도한 발한, 설사, 변비 등이 일어난다. 문제를 부정확하고 불충분하게 지각할 뿐 아니라, 무엇을 보고 있는지도 왜곡하는 경향이 있다. 불안을 조절하기 위해 수많은 방어기전을 이용하며, 행동은 자동적으로 된다.

4) 공황 (panic)
- 극심한 불안 상태, 공포는 말할 수 없을 정도로 크며, 오랜 동안의 긴장을 바탕으로 하여 갑작스럽게 절정에 이르러 성격이 분열된다. 어떤 지시에도 반응할 수 없다. 조절하지 않으면 사망을 초래할 수도 있으며, 행동이 이상하고 기괴하고 난폭하여 자기나 타인에게 신체적으로 해를 입힐 수 있으므로 즉각적인 조정이 필요하다.

5 신체 증상   기출 98,06,09

【 불안과 관련된 신체 질환 】

심혈관계 / 호흡기계		
• 천식	• 심장부정맥	• 만성 폐쇄성 폐질환
• 심부전증	• 관상동맥 기능부전증	• 베타 - 아드레날린성 과다 활동 상태
• 고혈압	• 과호흡 증상	• 저산소증, 감염
내분비계		
• 카시노이드	• 갑상샘 과다증	• 저혈당증
• 쿠싱증후군	• 갑상샘 저하증	• 폐경
• 부갑상샘 저하증		• 월경 전 증후군
• 호크롬성 세포종		
신경계		
• 혈관 교원병	• 간질	• 헌팅턴 무도병
• 다발성 경화증	• 기질성 뇌증후군	• 전정기능 곤란증
• 윌슨병		
관련 물질		
- 중독 -		
• 항콜린성 약물	• 아스피린	• 카페인
• 코카인	• 환각제	• 스테로이드
• 교감신경 자극제	• 마리화나	
- 금단 증상 -		
• 알코올	• 진정제	• 수면제

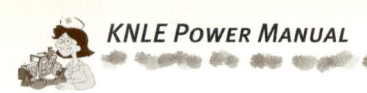

6 관련 질환   기출 98,99,00,01,02,03,04,05,06,09,2010

1) 공포장애 (Phobia disorder)

(1) 정의
- 불안장애의 한 유형으로 예상치 못한 특정한 상황이나 활동, 대상에 대해서 공포심을 느껴 높은 강도의 두려움과 불쾌감으로 인해 그 조건을 회피하려는 것, 자신이 느끼는 공포가 불합리하고 그 공포가 자신에게 위협적이지 않다는 것을 알면서도 공포심을 느끼면 발작과 같은 다양한 증상을 동반하면서 스스로 제어하기 어려운 상황에 처한다. 증상으로는 숨이 가빠지고 오한이나 발열, 경련이나 무정위한 불수의 운동, 어지러움, 두근거림, 구역질 등이 나타남.

(2) 특성
① 다른 환자와 식사, 집단활동, 또는 소풍 등을 계속해서 회피함.
② 쇼핑센터, 영화관, 레스토랑, 공중화장실 같은 공공장소를 계속 회피하거나 엘리베이터나 좁은 장소에 밀폐되기를 거부함.
③ 특정한 두려운 대상이나 상황에 노출될 때 불안이 증가하거나 공황증상을 나타냄.

(3) 유형
① 광장공포증 : 노출된 장소, 도망가기 어려운 공공장소 등에서 무력하게 되거나 도움을 받을 수 없을 때 나타나는 공포
② 사회공포증 : 타인과 동석하는 경우, 극도의 긴장과 불안에 빠져 두려움을 느끼는 증상
③ 특정공포증 : 특정한 대상이나 상황에 대해 두려움을 느끼는 증상

(4) 간호
① 조용하고 침착한 태도로 대상자를 대하며, 대상자와 함께 있어줌.
② 환자가 환경으로부터 가능한 한 자극을 받지 않도록 작은 방이나 좁은 공간에 머물게 함.
③ 라디오나 TV 소리, 사람들이 말하는 등의 소음이나 밝은 빛 등의 환경적 자극을 가능한 한 줄여줌.
④ 공포장애 환자의 두려움과 불안을 감소시키는 데 성공적인 중재 중의 하나는 체계적 탈감작이나 홍수법 등의 인지행동치료임, 인지행동치료는 불안을 감소시키고, 비합리적인 사고나 지식을 수정하는 등 인지를 재구성하며, 새로운 행동을 학습시킴.

제 6 장
불안장애
(anxiety disorder)

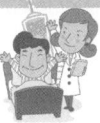

> **Tip** 광장공포증 (Agoraphobia)
> 1) 정의 : 공공장소(광장)나 시장에 대한 공포
> 2) 증상
>   - 혼자되는 것에 대한 두려움을 가짐.
>   - 다른 사람에게 의지하게 됨.
>   - 공공장소에서 조절할 수 있는 능력을 상실할까 두려워 함.
>   - 장기간 집안에만 있게 됨.
>   - 도움을 받지 못하게 되는 느낌을 가짐.
>   - 비정상적으로 화를 내거나 경련을 동반한 흥분
>   - 몸이 현실이 아닌 느낌
>   - 주위 환경이 현실이 아닌 느낌
>   - 불안, 공황발작
> 3) 특징
>   - 자동차나 공공장소에서 처음 공황발작이 일어난 후에 대부분 이차적으로 발생
>   - 처음 집에서 공황발작이 일어난 경우에는 광장공포증은 잘 생기지 않음.
>   - 직업을 갖기 어려워 가족에게만 의지하게 되어 점점 무능력해짐.
>   - 우울증, 약물 및 알코올 중독에 빠지기 쉽고 심한 경우 자살을 시도하는 경우도 있음.

2) 공황장애 (Panic disorder)

(1) 정의
- 갑자기 극도의 불안상태에 빠지면서 발작을 나타내는 장애

(2) 특성
① 예측하지 못한 상황에서 불안이 나타나며 빈맥과 발한, 질식감, 현기증, 사지의 저림, 같은 신체 증상 외에도 이인감과 이러다가 죽을지도, 혹은 자제력을 잃고 미쳐 버릴지도 모른다는 심한 불안감을 느낌

② 기질적 원인이나 특정한 자극 없이도 공황발작이 예기치 않게 나타나며, 한 주일에 여러 번의 발작이 나타나고 발작이 일어날 것에 대한 불안과 걱정이 있음.

③ 가족력이 있고, 유아 때 분리불안 경험이 있는 사람에게서 자주 나타나며, 한번 발작이 일어나면 3주 이내에 최소한 3회 이상의 공황발작이 연속적으로 나타남.

④ 평생 유병률은 인구의 1.5~3% 정도이며, 여자가 남자보다 2~3배 많고, 청년기에 주로 발병하며, 평균 발병 연령은 25세임.

(3) 간호
① 대상자와 신뢰적인 관계 형성을 맺는 것이 중요

② 스스로 불안, 적개심, 죄의식, 좌절감 등을 말하도록 격려
③ 언어 또는 비언어적인 의사소통을 통하여 대상자의 감정을 파악하고, 수용해야 함.
④ 환자가 스스로 조절할 수 있는 스트레스가 무엇인지 파악
⑤ 환자의 방어기전을 보호(환자에게 적응방식을 제공하고, 적응방법을 공격하거나 제거하지 않아야 함.)
⑥ 단순하고 반복적인 작업요법을 제공(뜨개질, 종이접기, 타자치기 등)
⑦ 불안을 완화시킬 수 있는 음악을 듣거나 부르게 함(느린 음악, 자장가).
⑧ 미술요법을 시행하여 자신이 원하는 것을 자유롭게 그리게 함(크레용, 싸인펜, 종이를 이용한 자유화).
⑨ 단순하고 자극이 없는 오락을 권함(미니골프, 간단한 등산, 소풍, 낚시, 시가지 구경).
⑩ 여행, 자연, 동물의 세계 등에 관한 책을 읽거나 생각나는 대로 글을 쓰게 함.

3) 범불안장애 (generalized anxiety disorder) 기출 09

(1) 정의
- 별다른 이유 없이 불안한 느낌이 심하게 지속적으로 나타나는 장애

(2) 특징
① 지속적이고 만성적인 불안이 6개월 이상 지속됨.
② 두려운 어떤 일이 일어날 것이라는 걱정 또는 공포
③ 운동성 긴장(안절부절, 근육통, 피로 등)이 나타나기도 함.
④ 호흡곤란, 심계항진, 어지러움, 발한, 오심, 잦은 소변 등을 호소함.
⑤ 불안, 쉽게 놀라고, 자극에 과민, 잠드는 데 어려움, 계속적으로 부정적인 어떤 일이 일어날 것이라 생각함.

(3) 간호
① 대상자를 조용하고 작은 장소에 있게 하며, 옆에 있어 주어 불안을 조절하도록 도움을 줌.
② 즐길 수 있는 놀이나 오락을 하게 함으로써 환자의 흥미를 자극시키며, 성취 및 승리에 대한 목적을 얻을 수 있도록 함(오락요법).
③ 일을 하게 함으로써 환각이나 망상으로부터 벗어나게 함(작업요법).
④ 그림을 그리게 하여 환자들이 무의식적으로 자신의 의견을 표현할 수 있도록 도와 줌(그림요법).
⑤ 독서물을 읽고 느낌을 토론함으로써 감정을 완화시키거나 자극시켜 현실에 대한 인식을 갖게해 줌(독서요법).
⑥ 집단요법을 실시함(환자의 이상행동이 수정되며, 의사결정능력이 증진되고, 사람 간의 신뢰가 돈독해짐.).

(4) 약물치료(diazepam)
① 불안, 흥분, 불면증 등에 사용되며, 항불안제, 근육이완제, 항경련제로도 사용됨.
② 부작용 : 졸음, 근육협조 불능 등이며, 장기간 사용하면 신체적 의존현상이 나타날 수 있음.
③ 주의사항
   a. 졸음, 주의력·집중력·반사운동능력 등의 저하가 일어날 수 있으므로 이 약을 투여 중인 환자는 자동차 운전 등 위험을 수반하는 기계조작을 하지 않도록 주의를 주어야 함.

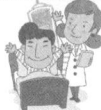
제 6 장
불안장애
(anxiety disorder)

　　b. 벤조디아제핀계 약물을 우울증이나 우울성 불안에 단독으로 사용할 경우 자살경향이 증가할 수 있으므로 신중히 투여해야 함.
　　c. 장기간 사용 시에는 혈액검사, 간기능검사 및 요검사를 정기적으로 함.
　　d. 권장용량 및 고용량 투여 시 전향기억상실증을 유발할 수 있음.

4) 강박장애 (obsessive-compulsive disorder) 기출 09

(1) **정의**
- 자신의 의지와는 상관없이 어떤 특정한 사고나 행동을 떨쳐버리고 싶은데도 시도 때도 없이 반복적으로 하게 되는 상태

(2) **발생 원인**
- 두뇌의 신경전달물질 중 '세로토닌'이 충분히 공급되지 못해서 발생하기도 하고, 뇌의 전두엽과 기저핵 부위를 잇는 신경망의 기능에 이상이 있어서 나타나기도 함.

(3) **증상**
① 강박적인 씻기 행동 : 오염에 대한 불안감 혹은 먼지나 세균에 대한 염려를 떨쳐버리기 위해서 과도하게 손을 씻거나 장시간의 샤워를 하기도 하고, 집안 청소를 하는 등의 행동
② 강박적인 확인 행동 : 자신이 실수를 하지는 않았는지, 혹은 사고가 발생하지는 않을지에 대해 두려움을 느끼며 이를 방지하기 위한 의도에서 반복적으로 수행되는 행동
③ 균형 또는 정확성에 대한 욕구 및 강박행동(강박적인 정리정돈) : 물건을 항상 반듯하게 두거나, 대칭적으로 두는 행동으로 사물을 제대로 맞춰 놓아야 한다는 완벽주의적 성향을 추구하는 행동
④ 강박적인 지연 행동 : 강박장애 환자들이 반복적인 강박행위에 몰두하는 데 많은 시간이 소모되는 것으로, 대개의 경우 강박 지연 행동을 보이는 사람들은 자신의 강박적이고 지나치게 꼼꼼한 수행에 대해 저항감을 느끼지 않음(예 : 양치질을 하는 데에만 30분이 소요되고 목욕을 하는데는 2시간이 넘게 걸리는 경우).
⑤ 강박적인 수집 행동 : 쓸모없이 보이거나 낡고 가치 없는 물건들에 대해 집착을 보이는 것이 특징이고, 강박적인 수집 행동을 보이는 사람들은 자신의 수집물을 타인이 만지거나 다른 장소로 치우는 것에 대해 과도한 불안감을 느끼기도 함.

(4) **치료 및 간호**
① 약물 치료 : 항우울제(세로토닌의 기능을 정상화시킴.)
② 행동 지원
　　a. 1단계 : 먼저 자신의 강박사고나 강박 행동을 잘 파악하고 변화시키는 방법을 배운다.
　　b. 2단계 : 강박사고로부터 유발되는 불편감을 가라앉히는 방법, 그리고 강박 행동을 줄이는 방법을 배움(예 : 두려움의 대상을 직접 경험하는 노출법, 강박 행동을 참는 것이 반응방지법, 부정적인 자극이나 혐오자극을 이용하는 사고멈춤방법, 강박사고의 내용을 일부러 자꾸 반복해서 쓰거나 말하게 하는 의미안심방법)

③ 가족 지원
  a. 가족들은 강박장애가 어떤 장애라는 것에 대한 이해를 하고 있어야 하며, 응원군이 되어주어야 함.
  b. 강박장애 환자의 행동에 대해서 비난하거나 꾸지람을 하지 말아야 하며, 강박장애를 저항하려고 노력하는 모습을 격려해 주어야 함.
  c. 강박장애를 가진 사람들은 자신이 다른 사람을 오염시키지 않았는지 다른 사람으로부터 확인하고 안심을 얻으면 일시적으로 편안해 지지만, 시간이 조금 흐른 후에는 강박적인 염려가 심하게 되살아나므로 안심시키려 하지 말아야 함.
  d. 강박장애를 극복하는데 돕겠다고 약속을 하며, 중립적인 태도를 취해야 함.

5) 외상 후 스트레스 장애 (PTSD)
 (1) 정의
  - 생명을 위협하는 심각한 상황에 직면한 후 나타나는 정신적 장애
 (2) 특징
  ① 교통사고, 항공사고, 홍수, 폭풍, 화산 폭발, 강간, 전쟁 등을 경험한 이후에 나타나는 장애임.
  ② 자신의 주변 상황을 조절할 수 없는 무기력함을 느낄 때 인격적 붕괴가 일어남.
  ③ 사고와 관련된 꿈의 반복, 자극에 대한 반응의 둔화, 관계의 감소, 고립감, 위축된 행동, 지나치게 놀라는 반응, 수면장애, 죄의식, 집중곤란, 외상성 사건을 상기시키는 활동의 기피 등의 행태가 나타남.
 (3) 간호
  ① 환자가 그들의 부정적 감정(상실감, 유기 및 죽음에 대한 무서움과 불안, 실망, 슬픔, 죄책감 등)을 말로나 글로 표현하게 함.
  ② 공격적 욕구가 있는 환자는 공격적인 욕구를 건전하게 표현할 기회를 줌.
  ③ 정서적으로 지지해주며, 증상이 심하면 의사의 처방을 받아 약물을 복용하는 것이 좋으며, 집단요법이나 가족치료를 받도록 권함.

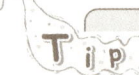

PTSD의 위험인자

1) 아동기의 외상의 경험
2) 경계성, 편집성, 의존성 또는 반사회적 인격장애의 특징
3) 부적절한 가족, 또래의 지지체계
4) 여성
5) 정신과 질환에 대한 유전적 취약성
6) 최근의 스트레스가 되는 생활 변화
7) 내적이기 보다는 외적인 조절 상황의 인식
8) 최근의 과도한 알코올 섭취

제 6 장
단원 예상문제

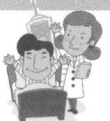

단원 예상문제

01 불안에 대한 생리적-인지적 특성이 잘 조합된 것은?

1) 심계항진 - 건망증
2) 발한 - 우울
3) 학습 집중 - 무가치감
4) 식욕부진 - 인지력 증가
5) 동공 수축 - 분노

해설
- 생리적 반응 : 심계항진, 혈압 상승, 어지러운 느낌, 실제로 어지러움
- 인지적 반응 : 주의집중 곤란, 몰두, 창조력 감소, 자기의식, 악몽, 두려운 시각적 영상

02 불안, 불편감이나 공포를 유발시키는 상황으로부터 자신을 격리시켜 기억상실, 이인성 장애, 둔주가 나타나는 장애는 어느 것인가?

1) 해리장애 2) 강박장애 3) 전환장애
4) 공포장애 5) 건강염려증

해설
- 공포장애는 특정한 대상이나 행동상황에 처했을 때 비현실적인 두려움과 불안 증세가 생겨서 이를 극복하지 못하고, 그 대상이나 상황을 피해버리는 장애
- 해리장애에는 해리성 기억상실, 해리성 둔주, 해리성 혼미, 트랑스 및 빙의장애, 해리성 운동장애, 해리성 경련, 해리성 무감각 및 지각 상실 등이 있다.

03 공포장애에 대한 설명으로 옳은 것은?

가. 특별한 대상에 대한 공포가 있다.
나. 흔하게 광장공포증, 사회공포증, 특정공포증이 나타난다.
다. 객관적으로 위험하지 않은 사물이나 상황에 계속적으로 두려움을 느낀다.
라. 의식에서 지워버릴 수 없는 반복적으로 떠오르는 생각을 말한다.

1) 가, 나, 다 2) 가, 다 3) 나, 라
4) 라 5) 가, 나, 다, 라

해설 공포장애란 객관적으로 위험하지 않은 사물이나 상황에 대해 계속적으로 두려움을 느끼는 것으로 광장공포증, 사회공포증, 특정공포증이 있는데, 특별한 대상에 대한 공포가 있는 것을 특정공포증이라 한다. 의식에서 지워버릴 수 없는 반복적으로 떠오르는 생각은 강박적 사고이다.

정답 1-① 2-① 3-①

제 6 장 · 불안장애 (anxiety disorder)

04 중증도의 불안한 대상자에 대한 간호로 적절히 조립된 것은 다음 중 어느 것인가?

> 가. 대상자가 천천히 깊은 호흡을 하도록 돕는다.
> 나. 충족하기 어려운 갈등이나 욕구를 견디며, 불안을 건설적인 다른 활동으로 돌리도록 교육한다.
> 다. 불안증상에 선행하는 사건이나 상황을 인식하도록 돕는다.
> 라. 항 불안약물을 복용하도록 권유한다.

1) 가, 나, 다   2) 가, 다   3) 나, 라
4) 라   5) 가, 나, 다, 라

해설 경미한 중등도의 불안은 억제하고 관리할 수 있으므로 스스로 불안을 인식하여 해소할 수 있는 전략을 교육한다.

05 다음 중 외상 후 스트레스 장애 환자의 주요 임상적 증상은?

> 가. 강한 두려움과 무력감   나. 외상적 사건의 재경험
> 다. 일상생활에 대한 무감각, 흥미결여   라. 심장 박동수 상승, 혈압 상승

1) 가, 나, 다   2) 가, 다   3) 나, 라
4) 라   5) 가, 나, 다, 라

해설 외상 후 스트레스 장애 환자의 특징적 증상으로는 외상 후 사건의 반복적 회상으로 재경험을 하며, 강한 두려움과 무력감, 충격 후 외부사건에 대한 무감각, 흥미 상실, 집중력 감소, 기억장애, 수면장애를 경험한다. 또한 자율신경계 과민증상으로 심박동수 상승, 혈압의 상승, 소변 내 카테콜라민 양의 증가 등의 생리적 증상을 보이기도 한다.

06 고등학교 3학년 여고생이 불합리적인줄 알면서 손씻고, 불안하여 계속 문 잠겼는지 확인하여 병원에 왔다. 가장 효과적인 치료는?

1) 가족치료   2) 집단치료   3) 행동치료
4) 지지정신치료   5) 통찰정신치료

해설 강박장애는 대체로 약물치료와 행동치료 또는 그 병용이 가장 효과적이다. 행동치료는 강박행동에 효과적이다.

정답 4-① 5-⑤ 6-③

제 6 장
단원 예상문제

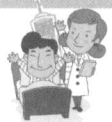

07 다음 중 해리장애에 대한 적절한 설명은?

> 가. 정신의 분열로 인해 자신을 분리된 사람이라고 잘못 믿는 해리된 인격 상태
> 나. 의식, 기억, 정체성이나 행동의 정상적인 통합에 갑작스럽고 일시적인 이상이 생긴 상태
> 다. 이인증, 해리성 기억상실, 해리성 둔주, 해리성 정체성 장애 등이 포함된다.
> 라. 부적응적인 자아개념으로 기인한다.

1) 가, 나, 다   2) 가, 다   3) 나, 라
4) 라   5) 가, 나, 다, 라

 해리성 장애는 부적응적 자아개념으로 기인되며, 정신의 분열로 인해 자신을 분리된 사람이라고 잘못 믿는 해리된 인격 상태로, 의식, 기억, 정체성이나 행동의 정상적인 통합에 갑작스럽고 일시적인 이상을 보이며, 이인증, 해리성 기억상실, 해리성 둔주, 해리성 정체성 장애 등이 포함된다.

08 허위성 장애의 증상을 가장 적절하게 설명한 것은 어느 것인가?

> 가. 환자의 역할을 하기위해 신체적 증상을 나타낸다.
> 나. 동통이 없으면서도 오심과 구토를 동반한 급성 복통을 호소한다.
> 다. 간질의 과거력이 있던 환자가 대발작을 가장한다.
> 라. 통증호소와 진통제 요구가 빈번하다.

1) 가, 나, 다   2) 가, 다   3) 나, 라
4) 라   5) 가, 나, 다, 라

 과거에 관심을 끌던 신체적 문제를 재현하며, 2차적 이득을 획득하려 한다.

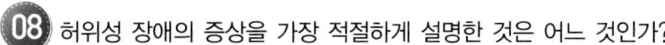

정답 7-⑤ 8-⑤

제 6 장 · 불안장애 (anxiety disorder)   135

09. 다음 중 공포장애에서 나타나는 신체 관련 증상은?

| 가. 오한 | 나. 발열 |
| 다. 경련 | 라. 어지러움 |

1) 가, 나, 다　　　2) 가, 다　　　3) 나, 라
4) 라　　　5) 가, 나, 다, 라

> 해설　증상으로는 숨이 가빠지고 오한이나 발열, 경련이나 무정위한 불수의 운동, 어지러움, 두근거림, 구역질 등이 나타남.

 10. 다음 보기에서 강박장애의 강박행동 중 맞는 것은?

| 가. 일상생활 업무에 현저한 지장을 준다. |
| 나. 손을 반복적으로 씻는 행동은 속죄의 의미도 있다. |
| 다. 자신의 행동이 불합리적이라는 것을 안다. |
| 라. 시간이 경과함에 따라 대부분의 강박행동은 억제할 수 있다. |

1) 가, 나, 다　　　2) 가, 다　　　3) 나, 라
4) 라　　　5) 가, 나, 다, 라

> 해설　강박적 사고나 행동이 사회생활이나 개인 역할에 지장을 초래할 정도여서 환자 자신이 강박행위에 대한 불합리성을 인정하면서도 이를 중단하지 못해서 괴로워할 때 진단된다. 자연경과 관찰 연구 상 54~64%에서 증상의 지속 또는 점차 악화되는 경과를 보인다.

정답　9 - ⑤　10 - ①

Nursing Power Manual

신체형 장애(Somatodform disorder) 및 인격장애(Personality disorder)

신체형 장애	139
인격장애(Personality disorder ; Pd)	143
단원 예상문제	149

제 7 장
신체형 장애(Somatoform disorder) 및 인격장애(personality disorder)

01 신체형 장애

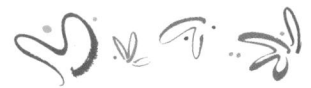

학습목표
1. 신체형 장애의 정의를 이해한다. ★
2. 신체형 장애의 원인을 파악한다. ★
3. 신체형 장애의 특징을 나열한다. ★★
4. 신체형 장애와 관련된 질환에 대해 설명한다. ★★★
5. 신체형 장애의 간호중재 방법을 이해한다. ★★★★

1 정의 기출 03,08

1) 심리적 요소가 신체적 조건에 영향을 미쳐서 신체적 증상을 일으키는 것
2) 억압된 정서적 갈등의 문제들이 신체적 기능 상의 장애로 나타나는 정신질환
3) 명백한 병리적 소견이 없고, 병태 생리가 뚜렷이 드러나지 않는 증상들이 특징적으로 나타나는 정신질환

2 원인

1) 사회·심리적인 요인
   - 사회적, 정신적 압박을 주는 사건과 깊이 관련되어 있음.

2) 정신·분석적인 요인
   - 억압된 본능적인 충동을 무의식적으로 표현되는 것으로 봄.

3) 부적절한 의사소통양상
   - 가족 간의 대화가 자유로운 감정의 표현을 억압하거나, 단절되어 있거나, 갈등을 유발시키는 상황인 경우 갈등이 신체 증상으로 표현됨.

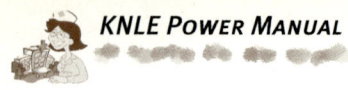

4) 생물학적인 요인
- 체내 면역계의 전령물질로 알려진 사이토카인(cytokine)계의 비정상적인 조절

5) 기질적 요인
- 의존적, 히스테리적, 자기애적 및 충동적인 기질이 신체형 장애를 일으키는 원인이 되기도 함.

3 특징

1) 대부분 한 가지 특정한 증상만을 호소하는 것이 아니라 여러 가지 다양한 신체 증상을 호소함.
2) 심박동, 연동운동 등 신체 기능에 지나치게 몰두함.
3) 증상이 명확하지 않고 애매모호하며, 의학적 치료에도 잘 호전되지 않음.
4) 증상에 대한 기질적인 원인을 발견할 수 없음.
5) 대부분 우울, 불안 혹은 불면 등의 여러 가지 신경증적 증상을 수반
6) 정신·사회적인 스트레스와 관련이 있는 경우가 많음.
7) 자신의 신체 증상이 심인성이라는 것을 쉽사리 납득하지 못하여 증상을 치료하기 위하여 약국, 병원 혹은 종교적 집회 등에 참석함.
8) 남자보다 여자에게 월등히 많고, 어린이부터 노년층에 이르기까지 광범위한 분포를 보이는데, 특히 사회활동이 가장 왕성한 20~40대 사이에서 매우 높은 빈도를 보임.

4 관련 질환 기출 99,03,04,05

1) 신체화 장애 (somatization disorder)
(1) 정신적·사회적 스트레스 또는 갈등이 여러 신체 기관에 만성적 신체 증상으로 나타나고 있는 상태. 이 증상들은 진찰이나 신체검사로는 설명되지 않음.
(2) 원인
  ① 유전적 요소
  ② 뇌 기능 이상과 관련
  ③ 환경적 영향
  ④ 회피성, 편집성, 강박적 히스테리성, 반사회적 인격을 가진 사람에게서 잘 나타남.
(3) 발병 연령은 주로 10대 후반, 남성보다 여성에서 5~20배 호발함.
(4) 행동 특성
  ① 신경계 증상, 위장과 심폐 및 여성 생식기계의 기능장애, 전신 증상 등을 호소

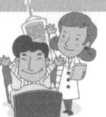

② 두통, 어지러움, 쓰러질 것 같은 느낌, 구역질, 구토, 복통, 소화장애, 설사, 변비, 호흡곤란, 빈맥, 성기능장애, 월경불순, 근골격계 통증
③ 의존적, 이기적, 숭배받기 원하는 것처럼 보임.
④ 대인관계 장애가 심함.
⑤ 불안이나 우울 등 반사회적인 행동
⑥ 물질남용
⑦ 심한 노출, 유혹적, 이기적, 의존적인 히스테리성 인격

2) 전환장애(conversion disorder)

(1) 감각기관이나 자의운동(voluntary movement)의 극적인 기능 상실을 주증상으로 하는 장애로서, 실제 신체적 질병 없이 단순히 심리적 갈등에 의하여 일어나는 경우를 말함.

(2) 원인
 - 정신·사회적 스트레스원, 심리적 갈등이나 불안요소

(3) 주로 사춘기나 성인 초기에 발병, 남성보다 여성이 2~10배 많음.

(4) 행동 특성
① 모든 신체적 질병을 다 모방할 수 있고, 심리적인 발병계기가 뚜렷하며, 증상이 갑자기 생기고 극적이고 심해서 주의 사람들에게 전시효과가 큰 것이 특징
② 주위에 사람이 있으면 증상이 심해지며, 암시에 의해 잘 생기고 또 잘 해소됨.
③ 마비, 시력상실, 함구증
④ 감각상실, 이상감각, 일정 부위의 운동장애, 실성증, 진전, 횡격막 수축, 무도병양 운동, 히스테리 특유의 간질성 발작 경련, 가성의식 상실, 히스테리성 졸도, 보행장애, 후궁반장
⑤ 귀머거리, 실명
⑥ 구토, 인후 이물감, 상상임신
⑦ 심리적 증상 : 일차이득, 이차이득, 만족스런 무관심
⑧ 가까운 사람의 사망 시 애도반응 기간에 죽은 사람의 병이 증상표현의 모델이 되기도 함.

(5) 치료 시 유의사항
① 이차적 이득을 차단하는 것이 중요
② 불필요한 약을 자주 주는 것은 좋지 않음.
③ 환자의 증상이 주위의 자극이나 주위 사람과의 관계에서 악화되는 경우는 가족과 친지의 면회를 처음부터 차단
④ 처음부터 약을 투여하기 보다는 면담을 통하여 쌓여있는 마음의 갈등을 풀어줌.

3) 통증장애 (pain syndrome)

(1) 통증을 설명할 만한 적절한 신체적 소견 없이 신체 한 곳 이상의 부위에 발생된 심한 통증이 지속되는 장애
(2) 심리적 원인이므로 해부생리적으로는 설명이 불가능

(3) 심리적 갈등이 상징적으로 신체의 통증으로 표현된 것
(4) 방어기제는 억압, 대치, 전치 등
(5) 증상 : 요통, 두통, 안면통, 흉부통, 하복부통, 관절통, 사지통
(6) 치료 시 대상자의 통증이 절실하므로 심인성을 너무 직면시키면 안 됨.
(7) 치료는 증상 회복보다 대상자의 재활에 더 초점을 맞춰야 함.
(8) 대상자가 자신의 통증이 심리적 요인에 의해 악화되거나 경감되기도 한다는 것은 이해하는 것이 중요

4) 건강염려증(hypochondriasis)
(1) 자신의 신체에 대한 심한 병적인 집착과 끊임없는 신체적 호소 및 환경에 대한 흥미의 결여를 특징으로 하는 신체형 장애 → 이런 증상이 6개월 이상 지속될 때
(2) 모든 연령에서 비슷하게 발병하고 남녀의 비율도 비슷함.
(3) 재발이 많고 스트레스를 받을 때 증상이 더욱 악화됨.
(4) 80%에서 우울증이나 불안장애가 동반됨.

5) 신체변형장애 (body dysmorphic disorder)
(1) 정상 용모를 가진 사람이 용모에 대해 상상적으로 변형이나 결손 등 문제가 있다고 생각함.
(2) 사소한 결손을 과장되게 변형된 것으로 보는 사고 등에 집착해 있는 상태
(3) 주호소는 얼굴의 용모나 손, 발, 가슴, 유방, 성기 등 신체 부위의 모양에 문제나 결함을 호소함.
(4) 그 결함을 숨기려 하며 밖에 나가지 않으려 하고 심지어 자살을 시도하기도 함.
(5) 강박성, 분열성 내지 자기애적 인격장애가 동반됨.
(6) 직접적인 정신과 치료를 받는 것을 거부함.

6) 미분화형신체장애(undifferentiated somatoform disorder)
- 연하곤란, 식욕상실, 애매한 위장계 증상, 배뇨장애 등 자율신경계 증상을 위주로 하는 형태와 피곤과 무력감을 위주로 하는 형태로 신체형장애의 진단 기준에 맞지 않는 신체형 증상이 있을 때 이 장애로 진단함.

5 간호 기출 99,00,01,02,03,04,05,09, 2010

1) 치료적 환경을 조성해야 함.
(1) 신체질환이 관심의 초점이 되지 않는 환경
(2) 새로운 행동 형태를 학습할 수 있도록 환경
(3) 오락적, 사회적인 활동을 제공하는 환경
(4) 지지적인 환경

제 7 장
신체형 장애 (somatoform disorder) 및
인격장애 (personality disorder)

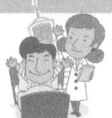

2) 활동요법을 실시함.
   (1) 관심사를 외부로 돌리기 위해 오락요법이나 작업요법을 시행하는 것도 좋음.
   (2) 환자 스스로가 활동을 계획할 수 있는 기회를 주도록 함.
   (3) 환자가 잘 수행하는 활동에 대해서 칭찬을 해줌.
   (4) 활발한 신체활동을 할 수 있는 기회를 주도록 함.

3) 지지적 개인요법을 시행함.
   (1) 이완훈련(relaxation training)을 실시
   (2) 신체운동(physical activity)을 격려하여 스트레스를 감소하는 데 도움을 주도록 함.
   (3) 식이상담(diet counseling)으로 카페인과 같은 자극제는 피하고 건강식이 및 균형된 식이를 계획
   (4) 스트레스를 해결하기 위해 약물이나 알코올에 의존하는 환자에게 적응적 대처기전을 발견하도록 도와 약물이나 알코올 섭취를 줄이도록 함.

02 인격장애(Personality disorder ; Pd)

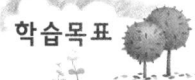

1. 인격장애의 정의를 이해한다.
2. 인격장애의 원인을 파악한다. ★
3. 인격장애의 특징을 설명한다. ★★★★
4. 인격장애와 관련된 질환에 대해 이해한다. ★★
5. 인격장애 대상자의 간호를 계획한다. ★★★

1 정의

- 인간의 성격 구조 안에서 고정되어 일생 동안 거의 개조될 수 없는 행동 양상을 나타내는 정신 질환

2 원인 기출 04

1) 부모에게 행동에 대한 통제력을 배우지 못함.
2) 부모의 관심과 애정에 굶주림.
3) 파괴적이고, 충동적인 부모에게 노골적인 증오심과 거부에 시달림.
4) 어머니와의 친밀감 형성의 실패로 주체성을 확립하지 못하거나 통제력 장애를 경험함.

3 특징   기출 98,99,00,01,02,03,04,05,06,2010

1) 대인관계, 행동, 기분, 자아상 등 여러 면에서 일관성 없음.
2) 다른 사람들을 이분화하여 지각하는 특성이 있으며 자아상, 성적 관념, 사회적, 직업적 역할에 관한 주체성 장애로 고통을 받음.
3) 불안을 적절히 극복하는 문제 해결 능력이 심각하게 손상되어 있음.
4) 짧은 시간 내에 정상적인 기분에서 분노로, 우울에서 정상 기분으로 변화하는 불안정한 정서 상태를 보임.
5) 사회에 대한 반감, 비판적 견해를 가지며, 충동적 행동들을 함.
6) 주로 쓰는 방어기제는 분리(splitting)와 부정(denial)임.

4 인격장애의 일반적인 치료   기출 2010

1) 의사의 중립적, 공감적 태도가 중요함. 역전이를 조심하여야 함.
2) 환자 행동의 원인에 대한 설명보다 행동자체에 초점을 맞추어야 함.
3) 같은 불평을 반복해서 듣기 보다는, 불공평하다고 느끼는 사건들에 대처하는 방안을 논의함.
4) 치료자와 환자와의 관계는 협력자로서의 관계를 맺어야 함. 환자와 치료에 대한 계약을 맺지 말아야 하고, 치료에 대한 환상을 갖지 않게 하여야 하며, 선의라도 거짓말을 하지 않아야 함.
5) 환자의 행동에 대해서 책임을 지는 태도를 갖고, 실제로 책임을 지는 것을 치료의 방향으로 정해야 함. 환자의 행동에 대해서 화를 내지 말아야 함. 또한 환자 행동의 결과를 보호하려고만 해서는 안 됨.
6) 정신과 약물을 가급적 자주 쓰지 말아야 하나, 증상이 심할 때는 대증적 치료를 시행
   - 일시적으로 정신병적 증상(관계망상 등)이 나타날 때는 항정신병 약물을 사용함.
   - 불안 증상이 심할 때는 항불안제를 사용함.
   - 우울 증상이 심할 때는 항우울제를 사용함.

5 관련 질환

Cluster A (괴상하고 편향된 인격)	Cluster B (극적이고 변덕스런 인격)	Cluster C (불안하고 겁 많은 인격)
paranoid (편집성)	histrionic (히스테리성)	avoidant (회피성)
schizoid (분열성)	narcissistic (자기애적)	dependant (의존성)
schizotypal (분열형)	antisocial (반사회성)	obsessive-compulsive (강박성)
	borderline (경계형)	

cf. 수동 공격성 (passive-aggressive), 우울성 (depressive) 인격장애는 아직 research criteria에만 들어 있다.

제 7 장
신체형 장애 (somatoform disorder) 및 인격장애 (personality disorder)

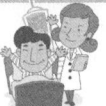

1) 편집성 인격장애 (paranoid personality disorder)
   (1) 다른 사람의 동기를 악의가 있는 것으로 해석하는 등 타인에 대해 불신하고 의심하는 인격장애
   (2) 적대적이고 완고하며 방어적이고 친밀감을 느끼기를 회피함. 경직되고 비타협적
   (3) 여성보다 남성에게 호발
   (4) 자신의 정보를 다른 사람과 공유하는 것을 꺼리므로 면담이 어려움.
   (5) 불안과 초조를 감소시키기 위해 항불안제 사용하며, 망상적 사고에는 소량의 항정신병 약물이 효과적임.

2) 분열성 인격장애 (schizoid personality disorder)
   (1) 여러 가지 사회적 관계를 기피하고, 대인관계에서 감정표현이 제한적인 특징을 가진 인격장애
   (2) 친밀감, 새로운 경험 등 자신에게 즐거움을 주는 행동을 별로 하려 하지 않음.
   (3) 무관심하고 반응이 없어 매사에 수동적, 비자발적, 단조롭고 활력없는 모습
   (4) 분열성 인격장애는 정신분열증이나 망상장애의 전조질환이 될 수 있음.

3) 분열형 인격장애 (schizotypal personality disorder)
   (1) 친밀한 관계를 매우 불편해하며, 관계 형성 능력이 부족한 특징을 가진 인격장애
   (2) 인지·지각의 왜곡이 나타남.
   (3) 기이한 행동을 생활 전반에서 보임.
   (4) 자기 중심적 행동
   (5) 평생 유병률은 3% 정도이며, 남자에게 더 호발
   (6) 초기 성인기에 시작되며, 다양한 상황에서 드러남.

4) 반사회적 인격장애 (antisocial personality disorder)
   (1) 타인의 권리를 경시하고 침해하는 양상을 특징으로 하는 인격장애
   (2) 직업과 학업 수행 저하, 불법 행동, 무모하고 충동적인 행동을 보임.
   (3) 피해를 입힌 사람들에게 양심의 가책을 느끼지 않음.
   (4) 남성에게는 많고, 사회·경제적 지위가 낮을수록 유병률이 증가함.
   (5) 유전적인 요소에 영향을 많이 받음.

5) 경계성 인격장애 (borderline personality disorder)
   (1) 대인관계, 자아상, 정서적인 면에서 불안정하고 매우 충동적인 양상을 보이는 인격장애
   (2) 자신에 대한 평가 및 자아정체성, 정서, 타인에 대한 평가에서 일률적인 양상이 없이 극도의 불안정성을 보임.
   (3) 만성적인 우울과 자기파괴적인 행동
   (4) 자살에 대한 높은 위험성이 있음.
   (5) 인지-지각 이상과 정신증과 유사한 증상(관계사고, 입면시 환각, 일시적인 환각이나 신체 상의 왜곡 등)을 보임.
   (6) 여성에게 호발

6) 히스테리 인격장애(histrionic personality disorder)
   (1) 지나친 정서반응과 주의, 배려를 추구하는 양상이 특징인 인격장애
   (2) 지나치게 연극적, 과시적, 반응적
   (3) 대인관계가 피상적이고, 작은 자극에도 쉽게 과장된 반응을 보임.
   (4) 전환장애, 신체화장애, 해리장애가 흔하게 발생함.
   (5) 여성에게 호발
   (6) 약물중독이 매우 흔하고, 합병증으로 우울증, 자살기도도 흔함.

7) 자기애성 인격장애(narcissistic personality disorder)
   (1) 과장성, 인정 욕구, 공감의 결여를 특징으로 하는 인격장애
   (2) 거만함, 자아도취적
   (3) 분노, 수치, 모욕 등의 느낌으로 반응

8) 회피성 인격장애(avoidant personality disorder)
   (1) 사회적으로 억제, 위축되고, 부적절감을 느끼며, 부정적 평가에 과민한 양상을 특징으로 하는 인격장애
   (2) 확고한 보장이 없는 한 대인관계 회피
   (3) 거절과 배척에 대한 극도의 예민성을 보임.
   (4) 친밀감을 강하게 원함(분열성과의 차이).

9) 의존성 인격장애(dependent personality disorder)
   (1) 보살핌을 받으려는 과도한 욕구로 인해 순종적이고 매달리는 행동 양상을 특징으로 하는 인격장애
   (2) 스스로 노력하지 않고 타인에게만 의존함.
   (3) 자신의 욕구를 타인의 욕구에 종속시키고 책임도 타인에게 넘김.
   (4) 여성에게 호발
   (5) 혼자 있는 것을 불안해 함.

10) 강박성 인격장애 (obsessive-compulsive personality disorder)
   (1) 질서, 완벽성, 통제에 집착하는 양상을 특징으로 하는 인격장애
   (2) 고집이 세고 완고하며, 융통성 없이 세밀함에만 집착함.
   (3) 융통성이 요구되는 직업에는 적응에 실패하나, 반복행위나 규칙을 요구하는 직업에는 성공할 수 있음.
   (4) 남성에게 호발
   (5) 유전적인 요소 : 일반 성격 특징 중에서 언제나 양심적임과 관련
   (6) 항문기와 관련, 권위 인물과의 반복되는 권력 투쟁, 지배 → 복종 갈등, 정서적인 억제
   (7) 자율성 대 수치심 / 자기애의 발달 단계에서의 어려움.

제 7 장
신체형 장애 (somatoform disorder) 및
인격장애 (personality disorder)

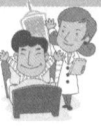

Tip 히스테리성 인격장애와 자기애적 인격장애 비교

자기애적 인격장애	히스테리성 인격장애
1. 자신의 재능, 성취도, 중요성, 특출성에 대한 과대한 감정을 지님.	1. 주의를 끌기 위한 행동이 심함.
2. 타인의 비판에 매우 예민함.	2. 흥분을 잘하고 허영심이 강함.
3. 타인으로부터 계속적인 관심과 칭찬을 요구함.	3. 자신에게 관심을 집중시키기 위해 지속적으로 외모를 이용함.
4. 사소한 일에도 쉽게 분노와 패배감, 열등감, 모욕감을 잘 느낌.	4. 다른 사람이나 상황에 의해 쉽게 영향을 받음.
5. 대인관계에서 항상 우위적 위치에 있으려 함.	5. 대인관계에서 실제보다도 더 가까운 관계로 생각함.
6. 자기과대적인 자부심으로 자기만 중요 하다고 생각함.	6. 변덕스럽고 지나치게 연극적인 행태를 보임.
7. 다른 사람들을 이기적으로 이용함.	7. 자기중심적이며, 남에 대해서는 몰인정함.

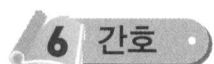 기출 00,98,09

1) 친밀한 인간관계를 형성하여 안정감과 신뢰감을 얻을 수 있게 함.
2) 사회에서 용납될 수 없는 행동에 대해 일관성 있는 태도를 보이며, 행동을 조절하고 그에 대처하는 행동을 취하도록 함.
3) 공격적 행동이 나타날 때마다 그러한 행동에 뒤따르는 결과를 계속해서 주지시켜 주어야 함.
4) 집단활동에 참여하도록 하며, 임무를 제시해 주는 것이 좋음.
5) 환자의 공격적 에너지를 건설적이고 생산적인 방향으로 유도하기 위한 오락, 운동 등의 활동요법 실시
6) 신체적 운동을 통해 긴장감을 완화할 수 있도록 함.

Tip 건강염려증

사소한 신체적 증세 또는 감각을 심각하게 해석하여 스스로 심각한 병에 걸려 있다고 확신하거나 두려워하고, 여기에 몰두해 있는 상태를 말한다. 자신의 신체에 대해 병적으로 심하게 집착하고 끝임없이 신체적 증상을 호소하는 질병

Memo

단원 예상문제

01 다음의 설명 중 신체형 장애를 정의한 내용으로 적절한 것은?

> 가. 임상적으로 명백한 소견이 없고 병태생리가 뚜렷하게 드러나지 않는 정신질환이다.
> 나. 신체질환을 시사하는 신체증상을 주로 호소하지만 실제로는 심리적인 요인이 더욱 관련되어 있다.
> 다. 내적인 불만이나 갈등이 일상적인 정신방어작용으로 해소되지 않을 때 신체적 증상으로 전환되어 표현된다.
> 라. 허위성 장애나 꾀병과는 달리 신체적 증상이 의도적이지는 않다.

1) 가, 나, 다 2) 가, 다 3) 나, 라
4) 라 5) 가, 나, 다, 라

> 해설) 신체형장애의 행동특성 및 정의는 다양한 조직체계에 관련된 신체증상을 호소하지만 실제는 신경증적 증상이나 심리적인 요인이 관련되어 있다.

02 다음은 신체형 장애의 행동 특성에 대한 설명이다. 이 중 옳은 것은 어느 것인가?

> 가. 증상의 호소가 매우 유동적이고 모호하다.
> 나. 일반적인 의학적 치료에 의하여 잘 호전되지 않는다.
> 다. 다양한 조직에 관련된 복합적인 신체증상을 호소한다.
> 라. 신체증상이 심인성이라는 것을 쉽게 납득한다.

1) 가, 나, 다 2) 가, 다 3) 나, 라
4) 라 5) 가, 나, 다, 라

> 해설) '가, 나, 다' 항은 신체형 장애의 행동특성이고, 또다른 특성은 신체증상이 심인성이라는 것을 쉽게 납득하지 못한다.

정답 1-⑤ 2-①

03 다음 중 신체형 장애 대상자가 특별한 병변이 없이 호소하는 증상들이다. 옳게 조립된 항은?

> 가. 신체 한 군데 이상은 부위에 심한 통증이 있다.
> 나. 감각기관에 마비현상이 있다.
> 다. 자신이 중병에 걸렸다는 공포와 믿음에 사로잡혀 있다.
> 라. 자신의 용모에 대해 상상적으로 변형이나 결손이 있다고 믿는다.

1) 가, 나, 다   2) 가, 다   3) 나, 라
4) 라   5) 가, 나, 다, 라

해설 '가, 나, 다, 라'는 신체형 장애 유형들을 설명한 것이다.

04 전환장애에 대한 정의를 내린 것에 대해 적절한 것은?

1) 두려움이나 걱정의 정도가 지나쳐서 일상생활에 지장을 초래할 정도로 오래 지속되는 상태
2) 무의식적 갈등으로 일어난 불안이 신체적 증상으로 나타나는 상태
3) 불안이 지속적인 고통스런 생각이나 반복적이고 의식적인 신체적 행동으로 표현되는 상태
4) 자신의 신체에 대한 심한 병적인 집착을 하며, 끊임없이 신체적 호소를 하는 상태
5) 불안이 무의식적으로 그 원인으로부터 위험한 근원이 아닌 대상이나 상황에 대해 계속적으로 지나친 두려움을 갖는 상태

해설
1) 범불안장애
2) 전환장애
3) 강박장애
4) 건강염려증
5) 공포장애

정답 3-⑤ 4-②

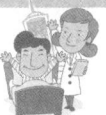

제 7 장 단원 예상문제

05 유명한 피아니스트가 중요한 연주를 앞두고 왼손 팔꿈치 아래가 전부 마비되었다. 피아노에만 몰두하고 남편 시중을 제대로 하지 않는다는 시어머니의 잔소리를 듣다가 실어증이 나타난 경우도 있었다. 신체검사 결과 신경학적 근거는 찾아볼 수 없었다. 이 환자가 주로 사용한 방어 기제는?

> 가. 취소
> 나. 억압
> 다. 전치
> 라. 전환

1) 가, 나, 다
2) 가, 다
3) 나, 라
4) 라
5) 가, 나, 다, 라

 전환장애 환자가 주로 사용하는 방어기제는 전환, 억압, 투사이다.

06 기질적 이상이 없음에도 불구하고 팔다리의 마비를 보이는 환자를 위한 간호 중재로 적절한 것은 어느 것인가?

> 가. 환자의 문제에 대해 동감한다.
> 나. 환자의 감정을 수용한다.
> 다. 환자 자신이 노력하면 나아질 수 있다고 이야기한다.
> 라. 신체적 증상에 대해 관심을 줄이고 사무적인 태도로 임한다.

1) 가, 나, 다
2) 가, 다
3) 나, 라
4) 라
5) 가, 나, 다, 라

 대상자의 치료적 환경조성 중의 한 부분이 간호사의 태도이다. 전환장애의 병증세를 호소할 때 간호사의 치유적인 태도는 병 증상 호소에 대해 냉담한 태도를 취하여 증상에 몰두하지 않도록 해야 한다.

정답 5-③ 6-③

07 동통장애를 유발시키는 정신 역동적 기전과 관련된 설명은?

> 가. 심적 갈등을 무의식적으로 가장하기 위해 일어난다.
> 나. 잘못에 대한 처벌로 통증이 나타난다.
> 다. 정신적인 고통은 부정하고 신체증상의 탓으로 돌린다.
> 라. 의식적으로 정신적 고통을 숨기기 위해 신체 일부의 통증을 호소한다.

1) 가, 나, 다
2) 가, 다
3) 나, 라
4) 라
5) 가, 나, 다, 라

해설 동통장애는 내적 심리적 갈등이 상징적인 신체적 통증으로 표현된 것이다.

08 중학생 이군은 거울을 보면서 자신의 코가 너무 커서 얼굴이 이상하다고 걱정이 많다. 주위 다른 사람들이 볼 때는 전혀 관심을 둘 필요가 없을 정도로 무난한 모습이다. 코에 대한 상상적인 결함과 불만 때문에 이군은 친구와 어울리지 않고 학교가기를 꺼려하게 되어 상담하려고 정신과 외래를 방문하게 되었다. 이군의 증상은 다음 중 어떤 특성의 장애인가?

1) 건강염려증
2) 신체변형장애
3) 동통장애
4) 전환장애
5) 성격장애

해설 신체변형장애의 임상적 주 특징은 정상 용모를 가진 사람이 용모에 대해 상상적으로 변형이나 결손 등 문제가 있다는 생각 또는 사소한 결손을 과장하게 변형된 것으로 보는 생각 등에 집착해 있는 상태이다.

09 반사회적 인격장애자에 관찰되는 행동 양상은?

1) 비사교적이고 은둔적이며 자폐적이다.
2) 비도덕적이며 신뢰할 수 없고 예측할 수 없다.
3) 거절적이고 의심이 많고 괴짜스럽다.
4) 반복적이며 바보스럽고 기괴한 행동을 보인다.
5) 자아도취적이고 허식적이며 결단성이 없다.

해설 반사회적 인격장애란 사회적응 여러면에 걸쳐서 지속적이고 만성적, 비이성적, 비도덕적, 충동적, 반사회적 또는 범죄적 행동, 죄의식 없는 행동, 남을 해치는 행동을 나타내는 이상 성격

정답 7-① 8-② 9-②

제 7 장
단원 예상문제

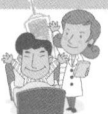

10 사회적 인격장애의 요인으로 맞는 것은?

> 가. 일관성 없는 양육방법
> 나. 행동에 대한 부모의 과잉간섭
> 다. 사회적 부적응
> 라. 부모의 무관심과 애정결핍

1) 가, 나, 다　　　2) 가, 다　　　3) 나, 라
4) 라　　　　　　5) 가, 나, 다, 라

 반사회적 인격 장애는 도덕적, 윤리적, 초자아 기능의 이상으로 사회적응의 여러 면에 걸쳐서 감정적 미성숙을 보이는 인격 장애로 구조적으로는 대뇌 변연계 입구가 낮음이 발견되었다. 또한 부모의 알코올 중독, 반사회적 행동과 범죄적 행동, 성적 행동 등의 부정적 역할모델, 적대감, 보복적 행동의 강화 등의 환경적 요소가 관련되며, 정신분석학적으로는 어린 시절 부모의 무관심, 학대 등이 관련된다.

11 인격장애의 특성으로 알맞은 항목은 어느 것인가?

> 가. 행동과 정서 및 사고에 있어서 심한 퇴행을 나타낸다.
> 나. 성격이 평균치에서 이탈되어 있다.
> 다. 지능의 결함을 나타낸다.
> 라. 비정상 때문에 자신이 고통을 겪거나 사회에 고통을 주는 이상인격이다.

1) 가, 나, 다　　　2) 가, 다　　　3) 나, 라
4) 라　　　　　　5) 가, 나, 다, 라

 인격장애란 일시적이 아니고 지속적인 행동양상 때문에 현실적응과 대인관계에 중요한 기능장애가 초래되는 것이다. '가' 항은 인격장애는 행동과 정서 및 사고에 있어서 심한 퇴행을 나타내지 않고 '다' 항은 지능의 결함이 없다는 점이다.

정답 10 - ⑤　11 - ③

12 다음 중 인격장애 대상자의 감정조절을 위한 간호전략으로 옳게 짝지어진 것은?

> 가. 분노, 공격, 파괴적 행동에 대해 위협적인 태도로 접근한다.
> 나. 분노감정의 근원을 확인하고 감소시킬 수 있는 전략을 세운다.
> 다. 비난과 투사를 보일 경우에는 접촉을 삼간다.
> 라. 충동을 조절할 수 있는 시간을 증가시키는 전략을 세운다.

1) 가, 나, 다　　2) 가, 다　　3) 나, 라
4) 라　　5) 가, 나, 다, 라

해설 분노, 공격적 행동에 대해서 차분하게 접근한다. 비난과 투사를 보일 경우 환자와의 접촉을 자주 짧게 갖는다.

13 분열성 인격장애의 행동 특성을 바르게 설명한 것은?

1) 부당한 의심과 특히 배우자에 대한 지나친 질투심을 나타낸다.
2) 내성적이고 온순하며, 순종적이고 고독하다.
3) 지나치게 불안을 과도하게 느끼며 괴상한 언어 사용을 한다.
4) 극적이고 자기과시적인 행동을 나타낸다.
5) 책임감이 없고 충동적인 행동을 나타낸다.

해설 분열성 인격장애의 행동 특성은 내성적이고 온순하며, 순종적이며 고독하다.

14 히스테리성 인격장애라고 진단이 내려진 매우 감성적이며, 연극적이고 타인 또는 어떤 상황 하에서도 과장되게 반응하는 대상자에게 다음의 간호 중재 중에서 어느 것이 가장 적당하다고 보는가?

1) 파티를 열어준다.
2) 음악 밴드를 구성해 준다.
3) 요리강습을 열어준다.
4) 역할극에 참여시킨다.
5) 에어로빅 강습을 열어준다.

해설 타인이나 상황에서 과장되게 반응하는 히스테리성 인격장애자를 간호할 때 간호사는 타인이나 다양한 상황 하에서 대상자가 적절히 자신의 진실된 감정을 나타낼 수 있도록 반응하는 것을 가르치기 위해서 역할극에 참여시키는 것이 좋다. 물론 파티를 열어주거나, 음악 밴드 및 요리강습, 에어로빅 강습 등을 열어주는 것도 치료적 활동이지만 이러한 것들은 환자의 진실된 감정을 표현하는 데에는 도움을 주지 못한다.

정답 12 - ③　13 - ②　14 - ④

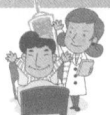

15 다음 중 강박성 인격장애의 치료법에 해당되는 것은?

> 가. 강박성 장애의 일부는 정신분열병으로 진전되며, 자발적으로 정신보건 센터를 찾는다.
> 나. 강박성 장애는 자신의 적응기전을 벗어나는 참기 어려운 경험을 할 때만 치료의 필요성을 느낀다.
> 다. 과도한 불안 때문에 항불안제를 투여한다.
> 라. 비지시적 정신치료 및 행동요법을 한다.

1) 가, 나, 다 2) 가, 다 3) 나, 라
4) 라 5) 가, 나, 다, 라

- '가' 항은 편집성 인격장애에서 볼 수 있으며, '다' 항은 회피성 인격장애의 치료법이다.
- 강박성 인격장애는 치료 받으러 오기는 어려우며, 변화가 위협적이지 않기 때문에 아주 적응하기 어려운 스트레스를 경험할때만 치료의 필요성을 느낀다.

16 수동공격성 인격장애의 행동 특성은?

> 가. 세상, 타인, 인생을 부정적인 시각을 통해 보는 경향이 있다.
> 나. 자신의 욕구가 충족되지 못할 때 적개심을 표현하는 등 수동적인 형태를 취한다.
> 다. 양가감정의 정서가 심하다.
> 라. 스트레스를 받는 동안 변덕스럽거나 격분한 행동표출이 특징이다.

1) 가, 나, 다 2) 가, 다 3) 나, 라
4) 라 5) 가, 나, 다, 라

라. 경계성 인격장애
- 초자아의 기능장애가 있는 반사회적 인격장애 환자에 대해 간호사는 불쌍히 여기거나 의존성을 격려해서는 안 되며, 비난하거나 벌주어서도 안 되며, 신뢰감 증진을 위해 가능한 자연스럽게 행동하며, 감정을 표현할 수 있도록 한다. 이는 환자에게 자신의 분노를 조절하는 보다 많은 기회를 주기 위해서 분노를 일으키게 하는 상황이나 위협을 이야기 해보게 함으로써 환자가 재평가할 수 있게 한다.

정답 15 - ③ 16 - ①

17 강박성 인격장애에 대한 설명으로 옳은 것은?

1) 구강기에 고착되어 있다.
2) 자아가 지나치게 강하다.
3) 융통성이 없다.
4) 포용적인 대인관계를 보인다.
5) 대부분 강박장애로 발전한다.

해설 강박성 인격장애(OCPD)는 융통성과 개방성이 없고, 통제 및 정리정돈이 심하다는 것이 핵심이다.

18 사회에 관심이 없고 타인과의 관계 형성에 장애가 있는 사람이 있다. 정서적으로 냉랭하고 무관심하며, 감정 표현이 거의 없었다. 이 사람의 정신과적 장애는?

1) 경계성   2) 분열형   3) 비사회성
4) 편집형   5) 분열성

해설 분열성 인격장애는 여러 가지 사회관계를 회피, 대인 관계가 매우 위축되어 있고, 감정 표현이 거의 없다. 냉담하고 무관심하며, 남의 일에 관여하지 않고 매사 수동적, 단조롭고 비활력적이다.

19 자살을 포함한 자해행동을 보이는 인격장애는?

1) 분열성   2) 강박성   3) 의존성
4) 경계성   5) 자기애성

해설 경계성 장애에서 자살이 자주 나타나며, 정동장애나 물질관련 장애가 함께 있을 때 확률이 높아진다. 30세까지 3~10%의 자살률을 보이며, 그 이후는 연령이 증가하면서 정서적 반응이나 충동성이 대체로 감소하는 경향이다.

정답 17 - ③ 18 - ⑤ 19 - ④

Nursing Power Manual

CHAPTER 제 8장

성장애(Sexual disorder)와 물질관련 장애(Substance-related disorder)

성장애	159
물질관련 장애	162
단원 예상문제	167

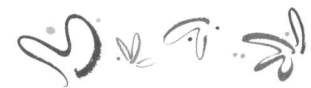

제 8 장
성장애(Sexual disorder)와 물질관련 장애(Substance-related disorder)

01 성장애

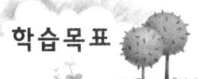

학습목표
1. 성장애의 정의를 이해한다.
2. 성장애의 원인을 파악한다. ★
3. 성장애의 특징을 설명한다. ★
4. 성장애와 관련된 질환에 대해 이해한다. ★★
5. 성장애를 가진 대상자의 간호를 계획한다. ★★

1 정의

- 정상적인 성생리의 반응이 억제됨으로써 성행위에 곤란을 느끼는 장애, 일종의 정신신체 질환임.

2 원인   기출 04,06

1) 직접적 원인
   - 성과 성생리에 무지, 혐오 및 기피, 성 파트너와의 성에 대한 의사소통 실패, 성행위 시 성공적 수행에 대한 불안

2) 정신적 원인
   - 무의식적인 소아기의 경험과 성적 갈등

3) 신체적 원인
   - 당뇨, 고혈압 등 신체적 질병으로 인해 발생하기도 함.

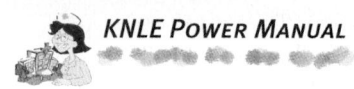

3 특징 기출 02,03

1) 성에 대한 부정적 태도
2) 성역할 갈등과 불만족
3) 성행위의 혐오와 회피
4) 성교 시 불쾌감이 심함.
5) 성적 욕구 표현을 어려워함.
6) 성욕감퇴, 성적흥분 장애

4 관련 질환 기출 02,03

1) 절편음란증 또는 물품음란증(fetishism)
   - 성적 흥분을 위하여 여성의 옷 및 머리카락 등을 수집하고 이를 성적공상이나 혼자서의 성행위에 사용하는 행위, 남성에서만 볼 수 있음.

2) 이성복장착용증 또는 복장도착적물품음란증(transvestic fetishism)
   - 남성에서만 볼 수 있는 증상으로, 성적흥분을 목적으로 여성의 복장을 사용하는 행위, 어머니와의 동일시의 문제로 인해 발생 → 성주체, 성장애와는 다름.

3) 기아증 또는 소아기호증(pedophilia, 소화성 애증)
   - 중년 이후의 성인에게 많으며, 소아(대개 13세 이하)와 성행위를 하거나 그 환상을 성적 흥분에 이용하는 행위
   cf. 환자가 16세 이상일 때와 상대방보다 최소 5살 이상일 때 진단, 법적으로 문제가 되는 도착증 중 가장 흔하다.

4) 노출증(exhibitionism)
   - 성적 흥분에 도달하기 위해 낯선 사람에게 성기를 노출하고 싶어하며, 실제로 노출하는 행위 → 극치감은 자위를 통함.

5) 관음증(voyeurism) 또는 도시증(scopophilia)
   - 타인의 나체, 옷을 벗는 행동, 성행위를 반복해서 훔쳐보는 행위 → 극치감은 자위를 통함.

6) 성적 피학증(Sexual masochism, 피학성애)
   - 모욕, 구타, 신체적 상해 등을 통해 성적 흥분을 얻는 행위
   (1) 여성에 많음.
   (2) 30%에 가학성애 동반

7) 성적 가학증(sexual sadism)
 - 성적 흥분을 얻기 위해 심리적 또는 신체적 고통을 주거나 치명적인 상해를 주는 행위 → 강간, 살인, 폭력 위험

8) 접촉 도착증(frotteurism)
 - 동의하지 않는 사람에게 성기를 접촉하거나 문지르는 행동을 통해 성적 흥분을 일으키는 행위 → 유일한 성적 만족의 방법일 때만 진단 가능

9) 수간 (zoophilia)
 - 동물과의 반복되는 성관계에서 성적 흥분을 느끼는 행위

10) 동성애(homosexuality)
 - 성 지향성이 자신과 같은 성향의 사람에게 향하는 것으로 동성을 향한 지속적인 감정적, 정서적, 신체적, 성적 끌림이 수반됨.

4 관련 질환

【 부적응적인 성반응에 대한 간호 계획 】

단기 목표	간호 수행
• 환자는 성에 관한 가치관, 신념, 의문점, 문제들을 말할 것이다.	• 감춰지거나 겉으로 표현된 성에 관한 문제를 잘 경청 • 환자가 자신의 성에 대한 가치관, 신념, 의문점들을 탐색하도록 돕는다. • 환자와 배우자 간에 개방적 의사소통이 행해지도록 격려
• 환자는 성에 관한 문제에 대해 정확한 정보를 얻는다.	• 성에 관한 잘못된 정보와 믿음이 무엇인지 분명히 한다. • 건강한 성생활, 행동, 문제들에 대한 구체적인 교육을 제공 • 신체적, 정서적으로 해가 되지 않는 성행위를 유지하기 위해 전문가의 "진료확인서"를 준다. • 환자의 긍정적인 성적 태도를 강화
• 환자는 성반응을 증진시키기 위해 하나의 새로운 행동을 수행하게 될 것이다.	• 환자와 함께 분명한 목표를 설정 • 자아개념, 역할기능, 성을 증진시키는 데에 초점을 두고 행해질 수 있는 구체적인 행동을 파악 • 이완요법, 관심사의 전환, 체위 변경, 적절한 성적 표현방식 등을 격려 • 지역사회 내에 접근이 용이한 성치료 기관 및 인적 자원들을 잘 알고 있어야 한다. • 필요하다면 환자를 숙련된 성치료자에게 의뢰

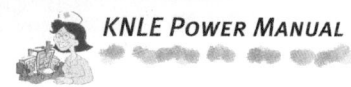

02 물질관련 장애

학습목표
1. 물질관련 장애와 관련된 용어를 이해한다. ★
2. 물질관련 장애의 원인을 파악한다. ★
3. 물질관련 장애의 특징을 설명한다. ★★
4. 알코올 관련 장애에 대하여 이해한다. ★★★
5. 물질관련 장애 대상자의 간호를 실시한다. ★★★

1 용어 정의 기출 03, 06

【용어 정의】

- **물질남용 (Substance abuse)** : 주기적이고 계속적인 약물 사용으로 신체·심리·직업·사회적 문제가 있음에도 약물을 중단하지는 않는 것이다.
- **물질의존 (Substance dependence)** : 물질 사용을 계속한 결과 내성이나 금단 증상 등의 신체적 의존이 나타나고, 사회적, 직업적 문제가 야기되며, 병적으로 심각한 상태를 말한다. 물질중독이라고도 한다.
- **탐닉 (Addiction)** : 약물의존과 관련된 정신·사회적 행동을 말한다. 물질의존과 탐닉은 비슷한 의미로 서로 혼용되어 사용
- **신체적 의존 (Physical dependence)** : 신경·화학적 변화의 결과로서 신체적으로 형성된 금단 증상 등을 피하기 위하여 사용자가 물질을 계속해서 취하도록 신체가 강박적으로 요구하는 것을 말한다.
- **심리적 의존 (Psychological dependence)** : 자각적인 즐거움 뿐만 아니라 사용자에게 사용을 지속하게 하는 정서적인 강박적 충동을 말한다.
- **금단 증상 (Withdrawal symptom)** : 장기 간의 약물 사용으로 생리 상태에 변화 즉, 신체적 의존이 생겨서 약을 중단하면 여러 가지 증상이 나타나는 것을 말한다.
- **내성 (Tolerance)** : 약을 얼마동안 계속 투여하면 이전과 같은 용량의 약을 투여해도 동일한 효과가 나타나지 않고, 그 효과가 감소하기 때문에 약의 용량을 증가해가는 것을 말한다.
- **교차내성 (Cross tolerance)** : 어느 약물을 사용할 때 비슷한 종류의 다른 약물에도 내성이 생기는 것을 말한다. 예를 들어 알코올에 대한 내성이 형성된 사람은 다른 진정 수면제에 대해서도 내성이 생기게 된다.

2 원인 기출 05

1) 생물학적 요인
   (1) 신경·화학적 작용
   (2) 뇌의 갈망과 보상기전
   (3) 알코올이나 다른 물질의 남용에 대한 유전적 소인

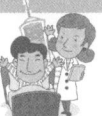

2) 심리적 요인
   (1) 정신·분석이론 : 구강기의 고착, 퇴행, 무능력감, 권위에 대한 양가감정, 자존감의 저하
   (2) 학습이론 : 과도한 학습, 비적응적 습관
   (3) 가족 구성원 간의 관계 양상
   (4) 우울, 불안, 반사회적 인격장애

3) 사회·문화적 요인
   (1) 약물에 대한 사회의 태도
   (2) 대중매체로 인해 남용 부채질(음주, 흡연 장면)
   (3) 문화적 전통과 습관

3 특징 기출 2010

1) 가족구성원 간의 관계에 무관심
2) 자신을 신체적, 심리적으로 학대함.
3) 사회적으로 고립되어 있으며, 친구가 없고 대인관계에서도 안정감이 결여됨.
4) 가치관, 삶의 목표가 불확실하고, 결정을 내리기 어려워함.
5) 낮은 자존감을 가지며, 자기에 대한 확인감이 결여됨.
6) 자기를 통제할 수 있는 힘이 결여됨.
7) 약물 복용으로 인한 부작용을 경험함.
8) 도벽이나 가출 등으로 약물 구입 비용을 충당하려고 함.

4 알코올 관련 장애 기출 01,02,03,05,06,09

1) 알코올이 신체에 미치는 영향
   (1) **효과** : 마취 효과, 중추신경억제제, 수면 효과, 기분전환 효과, 항우울, 항불안 효과, 피로회복 효과, 마취 효과, 최면 효과 등
   (2) **합병증** : 위염, 위궤양, 췌장염, 식도염, 심근 질환, 간경화, 대뇌피질 작용억제 중추마비, 알코올 유도성 정신질환, 최음 효과로 공격성 띄는 성행위, 발기불능, 무정자, 고환위축

2) 알코올 중독 단계
   (1) **알코올 중독 전 단계** : 알코올을 심리적 이완과 스트레스 해소의 수단으로 이용하는 단계

(2) **전구 증상 단계** : 일시적인 의식상실이 있으며, 술을 끊으려는 노력을 하게 되고, 술 문제를 감추려고 부정기제를 사용함.

(3) **위중한 단계** : 죄책감, 혼돈, 분노, 자존감 저하, 성격 변화, 신경과민 및 조절능력을 상실하며, 부정, 합리화, 변명 및 격리 등의 방어기제를 사용함.

(4) **만성적인 단계** : 금단 증상의 불편을 없애기 위해 하루 종일 술을 마시며, 신체적, 정서적, 사회적, 영적인 모든 영역에서 황폐화가 일어나고 혼미 상태, 뇌손상에 이를 수 있는 단계

3) 알코올 금단 증상 [기출 08]
(1) 지속적으로 해오던 과음 중단하거나 갑자기 감량한 후 발생
(2) 진전(손, 혀, 눈꺼풀)
(3) 오심, 구토
(4) 자율신경계 항진
(5) 불면, 악몽

4) 관련 질환
(1) **알코올성 건망 장애** [기출 03,08]
① 영양 부족 관련
② 티아민 결핍(비타민 B₁) : Wernicke's syndrome
③ 티아민(비타민 B₁)과 니아신 결핍 : **Korsakoff's syndrome** [기출 09]
- 코르사코프 증후군은 만성적인 알코올 중독으로 인해 티아민(thiamine), 즉 비타민 B₁이 결핍되면서 발병한다. 티아민은 과거의 기억을 떠올리거나 새로운 정보를 저장하는 뇌 기능을 유지하는 데 도움을 주는 것으로 알려져 있다. 이런 이유 때문에 코르사코프 증후군을 치료하는 방법으로는 티아민을 포함한 비타민 B 계통의 영양분을 보충시키는 것이다.

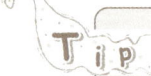

Tip 베르니케-코르사코프 증후군 (Wernicke-Korsakoff syndrome)

▶ 베르니케 증후군(Wernicke Syndrome)은 주 증상으로 안구마비, 보행실조와 의식장애를 보이는데 이 세 가지가 동시에 발병하기도 하지만 어느 한 가지가 먼저 발병한 뒤 수 일에서 수 주 뒤 다른 증상이 나타나기도 한다. 코르사코프 증후군 (Korsakoff Syndrome)의 주 증상엔 선행성 기억상실, 작화증, 지남력장애, 말초신경장애 및 의식장애를 보인다.

▶ 베르니케-코르사코프 증후군(Wernicke-Korsakoff syndrome)은 티아민 결핍에 의한 신경정신학적 장애로서, 흔히 장기간 알코올 남용이나 이에 따른 다른 영양적 다발성 신경병증에 의하여 생깁니다. 뇌손상이 일어나 신경장애, 기억상실, 정신이상, 안면근육마비, 근육운동 실조증 등이 일어난다.

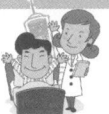

(2) 알코올성 치매
① 지속적이고 만성적 알코올 의존과 관련
② 영구적인 뇌손상 초래

5 간호
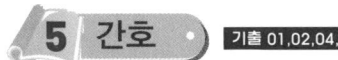
기출 01, 02, 04, 05, 2010

1) 물질관련장애 대상자에 대한 자신의 선입관과 편견을 평가하여 대상자를 객관적이고 비판단적으로 대해야 함.
2) 물질남용과 의존으로 인한 장애에 대한 적절한 지식을 가져야 하며, 대상자를 도와주고자 하는 동기를 가지고 친절하면서도 확고한 태도로 접근해야 함.
3) 대상자가 약물을 구입하지 못하도록 약물 구입의 경로를 차단시키도록 가족에게 교육시킴.
4) 약물의 중독 증상과 금단 증상을 알려줌으로써 응급상황을 인식하고 적절히 대처할 수 있도록 함.
5) 집단정신요법에 참여하도록 격려하고 대상자가 알코올 남용문제를 극복할 수 있을 것이라는 확신과 희망을 갖도록 자신감을 심어줌.
6) 환자와 가족이 치료에 함께 참여하도록 하여 가족의 상호작용을 이해하고, 환자가 변화할 수 있도록 지지할 수 있게 함.
7) 환자가 단기목표를 세우도록 도와 비현실적인 기대를 갖지 않도록 하고, 성공적으로 목표를 달성할 수 있도록 지지
8) 집단구성원 중 회복기에 있는 사람과의 만남을 촉진하여 계속 금주를 지지할 수 있도록 한편, 이전에 함께 술을 마셨던 사람들과의 접촉은 피하도록 함.
9) 알코올로 인해 심한 불안, 공포, 진전섬망이 있을 때는 처방된 benzodiazepine계 항불안제를 투여
10) 비타민 결핍을 보충하기 위해 고단위의 비타민 B 복합체 투여

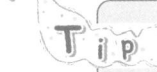

전기경련요법

- 여러 가지 논란의 여지가 있으나 비교적 안전하고 효과가 빨리 나타나는 방법으로 각광을 받고 있음.
1. 적응증 : 주된 적응증은 우울증으로, 특히 내인성 우울, 망상이 있는 우울에서 효과적이다. 대체로 약물치료에서 효과를 보지 못한 우울증 환자에게 쓴다. 또한 자살의 위험성이 강하여 신속한 조치를 필요로 할 때, 식사를 잘못해 쇠약할 때, 심혈관계 기능이 허탈 상태에 있을 때는 항우울제보다도 훨씬 효과적이라고 한다.
2. 금기증 : 절대적인 금기 상태는 뇌종양과 뇌혈관장애를 제외하고는 없다. 심근경색, 관상동맥질환, 심부전, 폐기관지장애, 정맥혈전, 고혈압이 있을 때는 주의해야 한다.
3. 부작용 : 후두연축, 무호흡, 중첩성 간질 등이 있다.

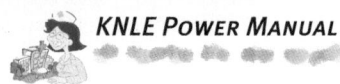

【 물질관련 장애를 표로 정리하였습니다. ★ 】 기출 2010

분류	중독	부작용	금단	치료
★★★★ 알코올	"필름 끊김" "술 취한 상태" 사고, 범죄	알코올 유도성 정신병: 환청, 기억장애, 수면장애	진전섬망: 주로 환시, 불면, 불안, 진전, 경련 발작, 초조	수액 / Thiamine Benzodiazepin haloperidol, 베타 차단제(propranolol) 의존 치료: disulfiram
진정, 수면, 항불안제★★	졸음, 주의력 감퇴 비현실감, 이인증	호흡마비, 혼수	자율신경계 항진 불안, 경련, 섬망, 불면, 악몽	예방 길항제(flumazenil) 점진적 감량
★★★★ 암페타민	능률 증가, 성욕 증가 불안, 착란, 식욕 감소	심계항진, 허혈성 대장염, 암페타민 정신병	우울증 (m/i) 불쾌, 불안, 과수면, 악몽, 피로감 등	자연 회복 정신병: haloperidol, diazepam 금단; 항우울제
코카인★		코막힘 기관지, 폐 손상		amphetamine, TCA bromocriptine
아편★	다행감, 주의력, 기억장애, 정신운동지연	동공 수축, 진통 효과, 오심, 구토, 변비, 저혈압, 서맥, 호흡 억제, 저온	통증, 오심, 구토, 동공산대, 발열, 땀, 눈물, 콧물, 설사	중독시: 길항제 금단시: 유지요법 (methadone → clonidine 순)
대마★★ (마리화나)	이완, 지각 예민	결막 충혈, 식욕 증가, 구갈 장기간 사용 시 무욕증후군	금단이 드물다 → 신체적 의존 없다.	benzodiazepine haloperidol 항정신병 약물로 치료
환각제★★ (LSD)	지각 풍부, 현실감 상실	장기간 사용 시 무욕증후군		
펜사이클리딘 ★★	정신병적 상태	구토, 안구진탕		
흡입제 (본드 등)★★	다행감, 붕 뜸 공포, 환각	오심, 식욕상실 안구진탕, 반사 저하, 납중독		흡입 중단 청소년 교육
니코틴 (담배)★	기분 고양	호흡마비, 고혈압, 각종 질병, 근긴장도 상승	긴장, 불안, 이자극성, 두통, 체중 증가	행동 치료, 패치, 껌 bupropion
카페인★	각성, 쾌감, 수면장애, 불면, 불안	부정맥	두통, 피로, 구역질, 우울, 과수면, 창백	점진적 감량 decaf 제품

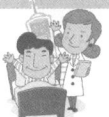

단원 예상문제

01 만성 알코올 중독자에게 특징적으로 발생되는 신체적인 변화가 아닌 것은?

가. 뇌손상	나. 영양실조
다. 간경화증	라. 저혈압

1) 가, 나, 다 2) 가, 다 3) 나, 라
4) 라 5) 가, 나, 다, 라

해설 위장계 문제(위염, 위궤양) / 급만성 췌장염 / 식도염 / 알코올성 심근질환과 영양실조증 / 구강, 인두 후두, 식도, 췌장, 위, 결장에 암 발생 / 간경화, 지방간
억제중추의 마비(대뇌피질, 소뇌, 연수, 척수술로 인한 마비) → 호흡중추마비로 사망 / 신경학적, 정신의학적 장애 유발 → 대뇌위축으로 기억손상, 수면장애, 알코올 유도성 정신질환, 편집증, 기억장애, 환각증, 망상증, 인격장애
성기능장애 → 발기불능, 무정자증, 고환위축, 유방이상비대 / 여성의 유방암 초래

02 약물의존으로 입원한 환자에 대한 효과적인 간호 중재는?

가. 운동요법	나. 약물요법
다. 집단요법	라. 전기경련요법

1) 가, 나, 다 2) 가, 다 3) 나, 라
4) 라 5) 가, 나, 다, 라

해설 물질남용 환자들에게 일반적인 치료는 집단정신치료이다. 약물 중독의 경우 금단 증상이 나타날 경우 대치제나 길항제를 투여함으로써 부작용을 감소시킬 수 있다. 알코올 중독은 항주제(Disulfiram)를 투여한다. 적절한 운동은 필요하나 전기경련요법의 적응증이 되지는 못한다.

03 다음은 알코올 금단 증상이다. 옳은 조합은?

가. 진전	나. 구토
다. 악몽	라. 식욕 증가

1) 가, 나, 다 2) 가, 다 3) 나, 라
4) 라 5) 가, 나, 다, 라

해설 복용 중단 시 2~3일부터 나타난다. 반감기가 길면 5~6일 후부터 나타난다. 불안, 불면, 초조, 긴장, 어지러움, 팔다리 저림, 오심, 식욕상실, 심하면 경련과 망상, 섬망, 일시적 착각, 환각(시각, 청각, 촉각), 대발작, 자율신경기능항진

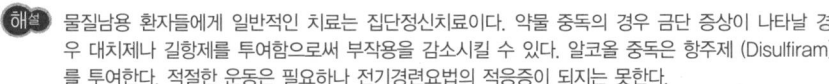

정답 1-④ 2-① 3-①

04 물질 남용 기준에 해당하지 않는 것은?

1) 직장, 학교 등 사회생활 장애
2) 물질 관련 대인관계 문제
3) 신체적으로 해가 되는 상황에서 거듭된 물질 사용
4) 물질과 관련된 거듭된 법적 문제
5) 원하는 효과를 얻기 위한 물질의 현저한 양적 증가

해설 5) 원하는 효과를 얻기 위한 물질의 현저한 양적 증가는 내성에 대한 설명이다.

05 만성 알코올 중독자로 신경학적 진찰 상 심한 지남력 장애와 혼돈, 작화증, 기억상실, 말초신경장애 등을 보였으며, 알코올 남용으로 인한 비타민 B_1의 결핍으로 오는 정신질환은?

1) 신경성 식욕부진증   2) 진전섬망   3) 알코올 금단
4) 뇌경색   5) 베르니케뇌증

해설 알코올 중독으로 안면 마비, 조화운동불능, 뇌병증이 오는 경우를 베르니케 증후군이라고 함.

06 다음 중 알코올 기억장애 증후군의 증상과 거리가 먼 것은?

1) 지남력 장애   2) 의식혼돈   3) 작화증
4) 후향 기억장애   5) 다발신경염

해설 ▶ 알코올 기억장애 증후군의 특징적 증상
- 전향성 기억장애
- 시간, 장소, 사람에 대한 지남력 장애
- 혼동
- 다발성 신경염 외에 말초신경병증, 소뇌 운동 실조증, 알코올성 근증 등 신경계 장애를 보임.

정답 4-⑤ 5-⑤ 6-④

제 8 장
단원 예상문제
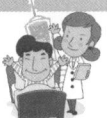

07 35세의 남자환자는 결혼한 지 두 달이 넘도록 부인과의 잠자리를 피하고 있다. 남편은 부인과 성관계를 가지려하지만 자꾸 불결한 행위라는 생각이 들고 죄의식을 갖게 된다고 한다. 정신과 간호사가 이 대상자를 사정함에 있어 포함될 수 있는 내용으로 맞는 것은?

> 가. 성에 대한 느낌과 태도
> 나. 대상자의 종교적, 윤리적 신념
> 다. 과거 성에 대한 과거력
> 라. 대상자 가족의 성에 대한 표현과 이해

1) 가, 나, 다 2) 가, 다 3) 나, 라
4) 라 5) 가, 나, 다, 라

 '가, 나, 다, 라' 항은 모두 성장애 대상자의 정신역동과 관련하여 사정 시 포함되어질 수 있는 내용들이다.

08 아동기 성 정체감 장애 대상자들의 행동 특성으로 옳은 것은?

> 가. 자신의 해부학적 성에 대해 불편해 하고 반대의 성이 되기를 갈망한다.
> 나. 놀이와 오락은 자신에게 주어진 성에 적합한 놀이와 오락을 즐겨한다.
> 다. 남아의 경우는 여성복장 흉내내기를 좋아하며, 음경 또는 고환을 혐오한다.
> 라. 여아의 경우는 서서 소변을 보기도 하나 유방발달이나 월경은 기대하고 선호한다.

1) 가, 나, 다 2) 가, 다 3) 나, 라
4) 라 5) 가, 나, 다, 라

해설 아동기 성 정체감 장애 대상자들은 자신의 해부학적 성에 대해 불편해 하고 반대의 성이 되기를 갈망하며, 놀이와 오락도 반대 성의 인습적인 놀이와 오락 참여를 갈망한다. 남아는 여성복장 흉내내기를 좋아하며, 음경 또는 고환을 혐오하고, 여아는 서서 소변을 보기도 하고, 유방발달이나 월경을 원하지 않고, 여성복장에 대해 강한 혐오감을 갖는다.

정답 7-⑤ 8-②

제 8 장 · 성장애 (Sexual disorder)와 물질관련 장애 (Substance-related disorder)

09 성장애의 심리적 원인에 대한 설명으로 맞는 것은?

> 가. 성과 성생리에 대한 무지, 혐오 및 기피
> 나. 무의식적인 소아기의 경험이나 오이디푸스 콤플렉스
> 다. 대화와 감정 교류의 결핍
> 라. 성행위 시 성공적인 수행에 대한 불안

1) 가, 나, 다 2) 가, 다 3) 나, 라
4) 라 5) 가, 나, 다, 라

해설 '가, 나, 다, 라' 항은 모두 성장애의 원인 (심리적인 원인)을 설명한 것이다.

10 노숙자 생활하던 김씨가 알코올 중독이 되어 3일간 계속 술만 먹다가 반 혼수 상태로 응급실에 실려왔다. 우선 투여할 약물은?

1) 날록손(Naloxone)
2) 50% 포도당
3) 티아민(Thiamine)
4) 디설피람(Disulfiram)
5) 삼환계 항우울제(Tricyclic antidepressant)

 ▶ 알코올 중독의 치료
- 생체 징후를 비교적 안정적으로 유지
- 적절한 영양과 휴식
  : 모든 환자는 일주일 이상 thiamine 50~ 100mg 주고, 복합 비타민 B 투여
- 체액량은 정상이거나 약간 과도하므로 저혈압 증거가 없는 한 주사액은 피한다.
- 짧은 반감기의 oxazepam, lorazepam 4시간마다 투여하거나 긴 반감기의 diazepam 10mg 이나 chlordiazepoxide 25-50mg을 첫날 4-6시간마다 구강 투여, 그 후 2-5일에 걸쳐 20% 씩 용량 감소

정답 9 - ⑤ 10 - ③

Nursing Power Manual

CHAPTER 제 9 장

치매(dementia), 섬망(delirium), 기억 및 인지장애(amnestic and other cognitive disorder)

치매, 섬망, 기억 및 인지장애	173
단원 예상문제	177

제 9 장
치매(dementia), 섬망(delirium), 기억 및 인지장애(amnestic and other cognitive disorder)

01 치매, 섬망, 기억 및 인지장애

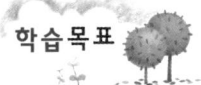 학습목표
1. 치매에 관하여 파악한다. ★★★★
2. 섬망에 대하여 설명한다. ★★★
3. 기억 및 인지장애에 관하여 파악한다. ★★

1 치매(dementia) 기출 99,08,09

1) 정의
 - 대뇌피질의 이상으로 발생하는 비가역적인 질환으로 만성적이고 대부분 진행성인 지적 기능의 저하

2) 요인
 - 뇌조직의 퇴행, 변성 또는 노화, 중추 신경계 감염, 뇌손상, 독성대사 장애, 혈관성 장애, 신경계 질환, 산소 결핍 후 또는 저혈당 등

3) 사고 과정의 이상
 (1) 기억장애
   ① 선행성 건망증 : 새로운 정보에 대한 학습 능력을 상실하는 장애
   ② 역행성 건망증 : 이전에 기억했던 지식을 재생해 내지 못하는 장애
 (2) 인지장애
   ① 실행증(apraxia) : 운동기능은 정상이지만 운동 활동 수행에 장애가 생기는 것
   ② 실어증(aphasia) : 정확한 단어를 찾지 못해서(명칭 실어증) 단어의 의미나 물체 용도를 말하거나 다른 단어나 발음이 비슷한 단어를 얘기하는 것(착어증)
   ③ 실인증(agnosia) : 물건의 사용 용도나 사람을 인지 하지 못하는 것

④ 실서증 : 추상적 사고가 어려워 언어를 제대로 배열하지 못하고 생각을 글로 표현하는 것
　(3) **실행 기능의 장애** : 일의 계획, 조정, 유지, 실행이 어려운 장애

4) 행동의 이상
　(1) **배회행위** : 아무 계획도 목적지도 없이 돌아다닌 행위, 기억력 상실이나 시간 및 방향 감각의 저하로 인한 혼돈이 원인임.
　(2) **수면장애** : 잠들기 힘들고 깊이 잠을 잘 수 없어 불면이 되기 쉬움, 시간에 대한 감각이 없어 낮과 밤이 바뀔 수 있고, 환경이 불편하거나 안정감이 없으면 잠을 이루지 못함.
　(3) **공격적 행동** : 상대방에게 화를 내기도하며, 자신의 요구를 들어주지 않거나 위기 상황에 닥치면 타인에게 위해를 가하는 행동을 하기도 하고, 자해 행동을 보이기도 함.
　(4) **반복 질문, 반복 행동** : 자신의 주변에 대해 잘 인식할 수 없어 확인하고 싶은 의도와 자신의 질문에 대한 답을 구하지 못했다는 생각때문에 나타나는 행동
　(5) **부적절한 성적 행동** : 아무 곳에서나 옷을 벗는 행동 특히 하의를 벗는 행동을 하거나 성기를 만지고 노출시키기도 함.
　(6) **과식, 이식, 거식** : 음식을 많이 먹거나 배고픔을 계속 호소하기도 하며, 음식 아닌 다른 것을 먹는 이식 증상 또는 음식을 거부하는 거식 증상을 보일 때도 있음.
　(7) **부적절 행위** : 쓸모없는 물건을 모아서 장롱이나 서랍장 속에 넣는 수집 행위를 보이기도 하고, 대변을 장롱 밑에 놓아두거나 만지작거리고 벽에 바르는 등 부적절한 행동을 하기도 함.

5) **간호** `기출 2010`
　(1) 환경의 자극을 감소하기 위하여 외부 자극을 제한하고, 방문객 등 낯선 사람의 제한이 필요함.
　(2) 환자 방의 조명은 완전 소등하지 말며, 심한 공포나 착각을 유발할 수 있는 그림자나 스며들어 오는 빛 등을 없앰.
　(3) 외로움과 무력감을 느끼는 치매환자가 고립에서 벗어나 소속감을 느낄 수 있는 활동요법을 시행해야 함.
　(4) 입원하기 전의 환자의 관심, 취미 등과 환자의 지적 영역을 파악하여 음악요법, 간단한 음식만들기 등의 작업요법, 무용을 통한 신체적 접촉을 통해 재사회화를 돕도록 해야 함.

2 섬망 (delirium)

1) 정의
　- 주변 상황을 잘못 이해하며, 생각의 혼돈이나 방향상실 등이 일어나는 정신의 혼란 상태

2) 요인
　- 중독, 발열, 심부전, 대뇌 부상, 진정제(특히 브로마이드) 과다복용, 바르비투르산(barbiturate → 진통제나 최면제로 쓰임.) 중독자가 갑자기 사용을 중단했을 경우

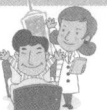

3) 특징
- 의식의 혼탁, 지각장애, 지남력장애, 사고장애 등을 보이며, 밤에 증상이 심해짐.

4) 간호 『기출 00,01,02,03,04,05,06』
(1) 영양 공급과 체액의 균형을 위해 정맥주사를 놓음.
(2) 수면결핍을 해결하기 위해 환자를 이완시키고 가족이 함께 있도록 도와줌.
(3) 지남력이 없는 환자를 위해 방 안에 불을 켜두어 환하게 함.
(4) 환자에게 익숙한 환경을 제공하고, 물건의 용도, 장소, 사람에 대해 자주 알려주는 것은 지남력 장애를 감소시킬 수 있음.
(5) 환각 증상이 나타난 경우 환자의 방에는 다칠 수 있는 대상물이나 가구류를 최소화해야 함.
(6) 의사소통을 할 때 명확한 메시지 전달을 위하여 반복적으로 천천히 말을 해야 함.

3 기억 및 인지장애

1) 정의 『기출 98』
(1) 뇌조직의 기질성 또는 기능적 이상으로 초래된 정신기능의 장애
(2) 뇌조직의 영구적인 손상이나 일시적 뇌기능장애에 의해 야기되는 정신기능장애나 행동장애를 나타내는 임상적 증후군
(3) 섬망, 치매, 기억 및 인지장애가 있는 사람에게서 가장 분명하게 나타남.

2) 원인
(1) **중독** : 진정제, 최면제, 정온제, 일산화탄소, 중금속
(2) **혈관성 질환** : 뇌색전증, 고혈압, 심인성 심장질환, 뇌동맥경화증
(3) **감염** : 두개골 내의 감염, 계통적 감염(전신 감염)
(4) **뇌 외상** : 사고, 뇌부종, 뇌진탕
(5) **대사장애, 내분비 장애 및 영양장애** : 뇨독증, 산독증, 비타민 결핍증
(6) **두개강 내 종양**
(7) **뇌변성** : 알츠하이머, 피크병, 다발성 경화증, 헌팅턴 무도병
(8) **간질**
(9) **알코올 및 약물 중독**

3) 증상 『기출 99,02,03,04,06』
(1) **의식장애**
(2) **각성 및 집중장애** : 자신과 주변을 지각할 수 있는 능력이 감소되며, 집중을 유지하고 옮기는 것이 어려움.
(3) **지각장애** : 자극을 지각하는 능력이 감소되거나 지나치게 민감하여 착각이나 환각을 경험하고 상황 판단력이 떨어져 행동과 사고가 부적절

(4) **기억 및 지남력 장애**

(5) **정서의 불안정** : 불안과 우울이 흔하며, 정서가 불안정하고 심한 변동을 나타내거나 혹은 무감각

(6) **사고장애**

(7) **수면장애** : 수면시간이 바뀌어 낮에 자고 밤에 자지 못하는 경우가 흔함.

4) 특성

  (1) **제1기** : 발병/가벼운 증상 (Mild)

    ① 최근 사건에 대한 기억상실 : 사건 발생 자체를 기억 못하면 기억손상 심각한 상태

    ② 인지능력 손상 : 개인차가 큼. 지적능력 점차 감소

    ③ 불안 및 혼란 : 성격 변화 흔히 발생

  (2) **제2기** : 중등도의 증상 (Middle or moderate)

    ① 1기 증상 악화

    ② 행동 상 문제 증가 (초조, 불안, 흥분, 소요, 길 잃어버리기). 파국적 반응, 석양증후군, 반복적

    ③ 혼란 상태 악화되며, 실금현상 증가

    ④ 근육 긴장이상으로 보행장애 발생

  (3) **제3기** : 말기, 중증 (Terminal or severe)

    ① 실금현상 더욱 증가

    ② 음식을 잘 삼키지 못해 식사 중 호흡곤란이 발생하고 흡인성 폐렴으로 사망하는 일 발생

    ③ 전신쇠약

제 9 장
단원 예상문제

단원 예상문제

01 심인성 기억상실에 대한 설명이다. 옳지 않은 것은?

1) 적극적 과정으로 불유쾌한 기억을 없애는 것이다.
2) 주로 정신적, 사회적 긴장 후에 발생한다.
3) 기억의 과정 중 보유화 회상에서 일어나는 문제이다.
4) 시작할 때는 갑작스럽게 시작되나 기억의 회복은 더디다.
5) 젊은 층에 흔하다.

- 심인성 : 심리적인 충격 후에 갑자기 발행하며, 회복도 갑자기 그리고 완전하게 되고, 어떤 시간이나 사건에 국한된 선택적인 기억상실이 흔하다.
- 기질적 : 기억의 과정 중 등록이나 저장에 장애가 있는 것으로 대체로 신경학적 소견을 동반하고 의식이나 지능의 장애를 동반하여 서서히 진행되며, 불완전하게 되는 경우가 많고, 전반적인 기억상실이 있다.

02 치매환자에게서 문제가 되는 것은?

| 가. 정보의 보유능력 | 나. 기억의 회상능력 |
| 다. 최근 기억상실 | 라. 과거 기억 |

1) 가, 나, 다　　2) 가, 다　　3) 나, 라
4) 라　　5) 가, 나, 다, 라

 치매는 대뇌피질의 퇴화가 지속적으로 발생하는 것이 원인으로 개인의 지적 능력을 일으키는 특징적인 신경병리적 증상이므로 환자의 보편적 장애 중의 하나가 지남력의 상실 (시간, 장소, 사람)과 기억력의 상실 특히 즉각적 회생과 최근의 사건에 대한 기억상실, 작화증, 합리적 사고와 판단장애 등이 나타난다.

03 섬망의 핵심적인 장애 영역은?

1) 기억　　2) 언어　　3) 의식
4) 정서　　5) 지각

 섬망에서는 보기의 영역에서 모두 장애를 보일 수 있으나 주 증상은 의식의 혼탁이며, 정신 병리학의 분류에서 의식장애로 분류된다.

정답 1-④ 2-① 3-③

04 기질적 인지장애의 원인에 대한 설명으로 옳은 것은 어느 것인가?

> 가. 유형에 따라 원인이 다양하다.
> 나. 뇌신경 전달물질의 과잉으로 유발된다.
> 다. 뇌조직의 영구적인 손상 또는 일시적 뇌기능 장애에 의하여 야기된다.
> 라. 과잉감각이나 과잉박탈의 영향을 받지 않는다.

1) 가, 나, 다 2) 가, 다 3) 나, 라
4) 라 5) 가, 나, 다, 라

해설 • 기질적 인지장애는 원인에 따라 유형이 다양하며, 가역적인 것과 불가역적인 것이 있다.
• 뇌신경 전달물질의 결핍으로 유발되며, 과잉감각이나 과잉박탈의 영향을 받는다.

05 섬망과 치매의 감별 진단에서 유의할 항목은 어느 것인가?

> 가. 섬망은 발병의 급성적이다.
> 나. 치매는 의식의 수준이 정상이다.
> 다. 섬망은 치매보다 수면장애가 심하다.
> 라. 치매가 훨씬 감정의 변화가 심하다.

1) 가, 나, 다 2) 가, 다 3) 나, 라
4) 라 5) 가, 나, 다, 라

해설 치매는 의식수준의 변화가 없고, 감정의 변화도 섬망에 비해 낮다.

06 노인대상자의 약물치료에 대한 기술로 옳은 것은?

1) 항정신병 약물투여 시 항콜린성 제제를 예방적으로 투여하는 것이 좋다.
2) 1일 3~4회 반복 투여보다는 취침 전 1회 투여가 더 좋다.
3) 가능한 반감기가 긴 약물의 투여가 권장된다.
4) 용량은 보통 성인용량의 1/3로 시작한다.
5) 급성흥분에는 진정작용이 강한 cholropromazine 주사가 권장된다.

해설 정답을 제외한 항목은 노인 대상자 약물치료와 관련이 없다.

정답 4-② 5-① 6-④

제 9 장
단원 예상문제

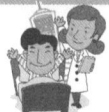

07 다음은 노인에게 나타나는 심리적 특성들이다. 옳은 조합은?

> 가. 자기중심이 되고 자신감이 적어지며, 내향성과 수동성이 증가한다.
> 나. 고집이 세지며 독단적이 되고, 조심성과 정확성이 증가한다.
> 다. 성역할에서는 남녀 모두 거의 양성화 되어 간다.
> 라. 나이가 들어감에 따라 지능지수가 떨어지며, IQ검사 상 언어성 지능보다 동작성 지능이 더 떨어진다.

1) 가, 나, 다   2) 가, 다   3) 나, 라
4) 라   5) 가, 나, 다, 라

해설 모두 노인대상자에게 나타나는 심리적 특성이다.

08 심인성 기억장애가 기질성 기억장애와 다른 점은?

> 가. 갑작스럽게 발생
> 나. 새로운 정보의 학습 및 기억 가능
> 다. 심리적 충격 후에 발생
> 라. 광범위한 기억장애

1) 가, 나, 다   2) 가, 다   3) 나, 라
4) 라   5) 가, 나, 다, 라

 ▶ 해리성 기억상실증
- 외상, 스트레스 후 갑작스럽게 발병하여 단기간 내에 회복한다.
- 회상(recall)의 장애
- 특정 사건에 국한된 선택적 기억상실을 보인다.

정답 7 - ⑤ 8 - ①

제 9 장 · 치매(dementia), 섬망(delirium), 기억 및 인지장애(amnestic and other cognitive disorder)

09 섬망의 임상 양상과 처치에 관한 것이다. 바른 것을 고르시오.

> 가. 지남력 장애는 드물다.
> 나. 적당한 외부 자극을 유지하는 것이 필요하다.
> 다. 밤다는 낮에 더 악화된다.
> 라. 평소 친근한 사람이 간호하는 것이 좋다.

1) 가, 나, 다
2) 가, 다
3) 나, 라
4) 라
5) 가, 나, 다, 라

해설) 가. 지남력 장애가 있다.
    다. 밤에 악화될 수 있다.

10 다음 섬망을 일으키는 원인들이다. 바르게 조합된 것은?

> 가. 저혈당
> 나. 약물 과용
> 다. 저산소혈증
> 라. 간질

1) 가, 나, 다
2) 가, 다
3) 나, 라
4) 라
5) 가, 나, 다, 라

해설) 원인으로는 전신 감염, 수술, 대사장애, 저산소증, 저혈당증, 전해질 불균형, 간장 또는 신장 질환, 약물 중독, 금단, 간질, 두부 손상, 스트레스 후 등

11 다음 중 쿠싱증후군에서 일어날 수 있는 흔한 정신 증상은?

1) 환각
2) 불안
3) 섬망
4) 우울
5) 망상

해설) 쿠싱증후군의 50% 이상에서 우울증이 나타남. 심하면 섬망, 편집증, 인지장애, 정신증도 생김.

정답 9 - ③ 10 - ⑤ 11 - ④

Nursing Power Manual

CHAPTER 제 10 장

섭식장애(eating disorder)와 수면장애(sleep disorder)

섭식장애	183
수면장애	187
단원 예상문제	189

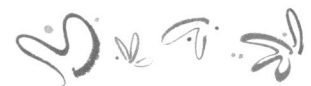

제 10 장
섭식장애(eating disorder)와 수면장애(sleep disorder)

01 섭식장애

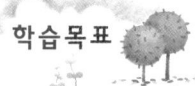

1. 섭식장애의 정의를 설명한다. ★★
2. 섭식장애의 원인을 파악한다. ★
3. 섭식장애의 특징을 이해한다. ★
4. 섭식장애와 관련된 질환을 파악한다. ★★
5. 섭식장애 대상자의 간호를 계획한다. ★★★

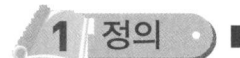 기출 98,04

- 음식 섭취 또는 식사와 관련하여 발생하는 심각한 행동장애를 총칭함. 흔히 자신의 체중에 관한 비합리적인 사고 및 부적절한 체중 조절 행동이 포함된 경우가 많음. 대표적인 식사장애로는 신경성 식욕부진증(anorexia nervosa)과 신경성 거식증(bulimia nervosa)이 있음.

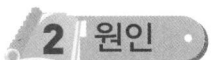 기출 02

정신 분석	• 어린시절 해결되지 못한 갈등에 의해 발생 • 신뢰감 · 자율감이나 개별화 과제 완수하지 못함. • 부모의 일관성 없는 반응으로 무능감 유발 → 순종, 의존
생물학적	• 논란, 시상하부 호르몬이나 생 · 화학적 장애로 발생할 수 있다는 의견
행동 이론	• 체중 문제에 대한 중점적인 관심을 받게 되어 부적응적 섭식행동이 강화된다는 의견 (체중 조절 실행 → 체중 손실에 대해 칭찬 받음 → 곧 걱정으로 바뀜.)
사회 · 문화	• 여성의 신체적 매력과 날씬함을 지나치게 강조하는 문화

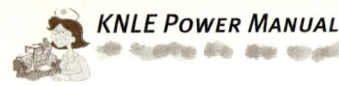

가족 체계	• 섭식장애 대상자 가족에서는 통제의 문제가 중심적
	• 수동적인 아버지와 군림하는 어머니와 지나치게 의존적인 어린이로 구성
	• 신경성 식욕부진증의 상호작용 : 혼돈된 가족경계, 과잉보호, 경직성과 갈등 해결의 결여
	1) 혼돈된 가족경계 : 세대 간의 경계 불분명, 부모자식 간의 부적절한 동맹관계
	    어머니와의 지나친 의존적 관계로부터 벗어나려는 시도일 수 있음.
	2) 과잉보호 : 과잉보호와 지나친 관심
	3) 경직과 갈등 회피 : 갈등의 역치가 낮음 (문제없다고 생각).
	    부정적 감정 부정함 → 자율적·자기표현 억제 → 인정받기 위해 노력 → 강박적, 완벽주의적 → 먹는 것 강압적 통제

3 특징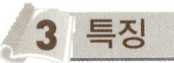

- 살찌게 하는 음식을 피하거나, 스스로 구토 유발, 반복되는 과식같은 괴상한 식습관, 과도한 운동, 하제 사용 등 이상행동을 보임.

4 관련 질환

1) 신경성 식욕부진증 (anorexia nervosa)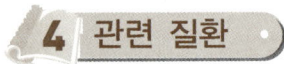

- 자신의 신체 상태 혹은 용모에 대한 비현실적인 자기 상 및 기대, 그리고 비만에 대한 강한 공포와 아름다운 신체에 대한 비합리적인 기준을 가지게 된 결과로 음식 섭취를 비정상적으로 거부하는 행위를 보임, 체중 미달임에도 불구하고 체중이 많이 나간다고 걱정하며, 성에 대해 무관심하고, 수분전해질의 불균형과 변비가 있으며, 무월경인 경우가 많음.

역학	① 평균 발병 연령은 **10대 중반**(17~18세에 두 번 호발하는 양상) ② 청소년기 여자의 0.5~1% ③ F > M (10~20배) ④ 선진국↑, 모델이나 발레리나
임상양상	① 신경성 식욕부진증 말기 되기 전에 실제 식욕감퇴 없음. ② 음식에 대해 늘 생각하기도 하고, 요리책을 수집하거나 다른 사람을 위해 요리를 하기도 함. ③ 음식이나 옷을 훔치기도 함. ④ 과식 후 우울, 죄책감 등으로 괴로워함. ⑤ 강박행동, 불안, 우울 등의 증상을 보이고, 주요 우울장애가 공존이 흔함 (50%까지 보고).
진단	체중 미달 + 체중 증가에 대한 두려움 + 신체 상의 왜곡 ± 무월경
예후	전체적인 예후 나쁨.

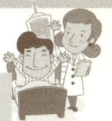

제 10 장
섭식장애 (eating disorder)와 수면장애 (sleep disorder)

치료	① 입원 치료 - 매일 아침 소변을 본 후 체중을 조사하여 섭취량, 배설량 기록
	       - 구토 시 정기적으로 전해질 검사를 함.
	       - 식사 후 2시간 이내에 화장실 못가게.
	       - 음식 섭취량은 서서히 증가시킴.
	② 정신 치료 : 인지적, 행동적 접근 치료, 영양 상태 호전 후에는 정신·역동적 치료가 도움.
	③ 약물 치료 : 항우울제 (TCA 등)

2) 신경성 폭식증 (bulimia nervosa, 신경성 대식증) 기출 09

- 습관적으로 잘 통제가 되지 않는 과식 또는 폭식을 한 후에 이를 보상하려는 의도에서 고의적으로 토하는 행위를 보임, 그 외에 단식, 과도한 운동, 설사를 유발하는 약물복용 등과 같은 비정상적인 행동을 하기도 함.

역학	① 신경성 식욕부진증보다 더 빈번 ② 젊은 여성의 1~3% ③ F > M, 늦은 청소년기 or 초기 성인기에 호발 ④ 대개 체중은 정상 과거에 비만이 있는 경우도 있음.
임상양상	① 다량의 음식을 빨리 먹는 것 (binge eating)이 특징 ② 구토 유발 : 손가락을 입 속에 넣어 구토 유발함으로써 손 등에 상처가 생김 (Russel's sign). ③ 우울, 죄책감으로 괴로워함 (postbinge anguish). ④ 성적인 매력에 관심이 많음. 성적으로도 적극적인 편 ⑤ 무월경은 드묾 ⑥ 기분장애, 충동조절 장애, 물질관련 장애 동반 가능성이 높음.
감별진단	부적절한 보상 행동이 있음.
예후	예후 좋음. 치료 받으면 50% 이상에서 호전, 치료받지 않아도 소수에서 1~2년 내 자연 치유
치료	① 정신 치료 : 인지·행동 치료 ② 약물 치료 : SSRI (fluoxetine), 주요 우울장애가 함께 있는 경우 ECT 효과적이라는 보고도 있음.

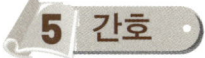 기출 01,02,03,06

1) 장기적이며 복잡, 호전되다가 후퇴를 잘함. 신뢰가 중요
2) 가족요법 → 집중적 개인치료 → 행동요법 순서
3) 재발률 높기 때문에 적어도 4년은 추후 치료가 필요

행동수정	• 입원 상황에서 시행하며, 체중·영양상태 회복에는 유용, but 심리치료는 안 됨. • 일관성 있는 제한 설정, 계약도 좋음 (보상 특권).
인지행동요법 기출 2010	- 행동을 변화시키고 주관적인 고통을 감소시키는 방법을 학습하게 함. ① 이완요법 : 근육의 수축과 이완을 반복 경험함으로써 긴장을 완화시키고 교감신경계 반응을 감소시키는 요법 ② 체계적 둔감법 : 내담자가 상황을 묘사하는 동안에 불안보다 이완을 경험하도록 학습하면 실생활에서도 불안을 적게 느낄 것이라고 가정하는 방법 ③ 홍수법, 내폭법 : 공포증 환자에게 단계적 훈련을 시키는 것이 아니라 불안과 공포에 직면하게 하여 견디게 하는 방법 ④ 자기주장훈련 : 대인관계에서 일어나는 불안의 조건화를 해소시키는 기법이며, 주로 역할극을 이용, 왜곡된 사고를 상쇄할 뿐만 아니라 창조적이고 논리적인 사고를 확인하는 데 중점을 두는 것으로 자기의 중요성과 권리를 가르치는 방법 ⑤ 합리적 정신치료 : 개인의 행동은 가치와 신념에 의해서 통제된다는 가정에 기초하며, 대상자의 문제해결능력, 사교적 기술, 자기주장능력 등을 증가시키기 위해 학습원리를 사용하는 데에 간호사와 대상자를 포함시키는 방법(조작적, 대응적 조건화기법, 자기평가, 자기감시, 행동시연, 역할극, 모델링, 시각적 심상만들기, 사고중지기법 등) ⑥ 사고중지기법 : 대상자가 부정적이고 왜곡된 사고를 긍정적인 사고로 대처하도록 돕는 기법
개인정신요법	• 현실적 사고과정 형성, 자존감 증진, 건전한 통제감 형성, 직접적 정서나 요구 표현을 도움. • 정서와 요구의 표현 / 현실적인 사고 과정 / 통제와 자율감 (선택, 결정에 책임지게 함.) 자존감 (낮은 자존감 → 높은기대 : + 집단치료가 효과적)
가족요법	• 가장 효과적. 가족은 죄책감을 느끼고 있음으로 탓하면 안 됨. • 혼돈된 가족경계와 과잉보호 : 개인적 정체감 확립 못함. 우리대신 나로 말하게 도움. 갈등 회피와 경직성 : 대상자의 가족은 가족 갈등을 감추려함.
집단요법	• 자조기간. 건설적지지 ↔ 피드백으로 자기수용을 수용
약물 치료	① 신경성 식욕부진증 　• clomipramine, pimozide, chlorpromazine 및 삼환계 우울제 / 식욕촉진제 cyproheptadine 　• 우울 동반 시 전기경련 효과적 ② 신경성 폭식증 　• 양극성 장애 동반 시 carbamazepine과 lithium 사용 　• 우울 동반 시 imipramine, desipramine 등, fluoxetine (다량 사용으로 폭식 감소시킴.) 　• 불안 대상자에게는 lorazepam을 경구 투여

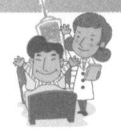

02 수면장애

학습목표
1. 수면장애의 정의를 이해한다.
2. 수면장애의 요인을 파악한다.
3. 수면장애의 유형을 설명한다. ★★
4. 수면장애의 간호 중재를 실시한다. ★★

1 정의 기출 2010

- 수면이 질적으로나 양적으로 장애를 받는 것으로 성인의 1/3은 수면장애를 경험한다고 하며, 이 중 가장 흔한 것이 불면증임.

2 요인

1) **신체적 요인** : 만성 폐쇄성 폐질환, 천식, 호흡기 질환, 파킨슨 질환
2) **심리적 요인** : 불안, 우울, 정신질환, 스트레스, 인지기능 장애
3) **성격 특성** : 억압이 많고, 완벽주의 성향, 강박적 성향
4) **약물** : 니코틴, 커피, 술

【 REM 수면과 NREM 수면의 비교 】

구분	NREM 수면	REM 수면
EEG	방추, K 복합체, 델타파, 동기성	낮은 전위, 혼합된 주파수, 톱니 모양의 파장
EOG	정지, 혹은 느린 운동	갑작스런 빠른 운동
EMG	부분적 이완	역중력 근육의 긴장 소실
늑간근	부분적 이완	긴장 소실
이설근	부분적 이완	긴장 감소
혈압	감소, 불변	다양한 반응
심박수	감소, 불변	다양한 반응
심박출량	감소	감소
대뇌포도당대사	감소	불변, 혹은 증가
뇌온도	감소	증가
호흡수	감소	다양한 반응
CO_2에 대한 호흡반응	보존	부분적 손상
생식기	가끔 종대	종대(음경발기)
정신활동	개념적, 추상적, 드물게 꿈을 꿈.	지각적, 자주 꿈을 꿈.
병리	악몽, 몽유병, 공황발작	악몽, REM 수면 행동장애

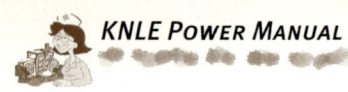

3 유형 기출 02,05,06

【 수면장애의 분류 】

1. 일차성 수면장애 　1) 수면곤란증 (Dyssomnias) 　　가. 일차성 불면증 (Primary Insomnia) 　　나. 일차성 수면과다증 (Primary Hypersomnia) 　　다. 수면발작 (Narcolepsy) 　　라. 호흡 : 관련 수면장애 　　　　(Breathing-Related Sleep Disorder) 　　　① 폐색성 수면 무호흡 증후군 　　　② 중추성 수면 무호흡 증후군 　　　③ 중추성 폐포환기저하 증후군	마. 일주기 리듬 수면장애 　　　　(Circadian Rhythm Sleep Disorder) 　　　① 지연된 수면 단계형 　　　② 비행기 시차형 　　　③ 교대 근무형 　　　④ 불특정형 　2) 수면 : 관련 장애 (Parasomnias) 　　가. 악몽장애 　　나. 수면 중 경악장애 　　다. 수면 중 보행장애
2. 기타 정신장애 관련 수면장애 　가. 기타 정신장애 관련 불면증 　나. 기타 정신장애 관련 수면과다증	
3. 일반적 의학적 상태로 인한 수면장애 　① 불면형 　③ 수면 관련형	② 수면 과다형 ④ 혼재형
4. 물질로 유발된 수면장애 　① 불면형 　③ 수면 관련형	② 수면 과다형 ④ 혼재형

4 간호 기출 98,03,09,2010

1) 과도한 환경자극 (밝은 조명, 소음)을 줄이며, 적절한 실내온도, 조명, 조용한 환경으로 수면을 돕도록 함.
2) 가능하면 낮잠을 피하며, 규칙적인 운동을 하되 취침 전에는 피하도록 함.
3) 커피, 홍차, 콜라와 같은 카페인이 함유된 음료는 피하되 완전히 중단할 수 없는 경우는 오후에는 삼가고 오전에만 마시도록 함.
4) 약간의 알코올은 잠이 드는데 도움이 될 수도 있으나, 3, 4단계와 REM을 저해하여 결과적으로 수면을 저해할 수 있으므로 금주하거나 저녁시간 음주를 피하도록 함.
5) 우유에 포함된 엘-트립토판은 수면에 도움이 된다고 알려져 있으므로 잠자기 전 우유를 마시게 함.
6) 저녁시간에 음료 섭취를 줄이고 취침 전 배뇨를 권장하며, 간호활동 시간을 조절하여 밤에 대상자를 깨우는 일을 최소화해야 함.
7) 장애 발생 전 또는 입원 전 수면 습관 (샤워, 독서)과 친숙한 침구 사용을 권장함.
8) 이완요법, 등 마사지, 무해한 낮은 소리 등을 제공함.

제 10 장
단원 예상문제

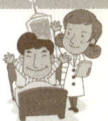

01 다음은 섭식장애의 발병과 관련된 여러 학자들의 주장에 근거하여 원인적 요인을 기술한 것이다. 그 중 심리적, 사회적 원인으로 옳게 조립된 것은?

> 가. 어린시절 자율성 획득의 결여
> 나. 지나친 다이어트나 체중조절 행동
> 다. 마른 몸매에 대한 사회·문화적 강조
> 라. 부모의 지나친 허용적 태도

1) 가, 나, 다　　2) 가, 다　　3) 나, 라
4) 라　　5) 가, 나, 다, 라

> **해설** 섭식장애의 원인 중 사회·심리적 요인으로는 어린시절에 신뢰감, 자율성, 개별화의 과제를 완수하지 못하거나 초기 부모-자녀 관계의 갈등, 체중 조절 행동에 대한 부적절한 강화, 날씬한 몸매에 대한 사회·문화적 강조, 가족기능의 장애, 주요한 생활 스트레스 등이 있다. 섭식장애의 원인이 되는 부모의 태도는 자녀에게 과잉보호적이거나 지나치게 간섭하는 양상이다.

02 원발성 수면장애의 원인은?

> 가. 정신장애와 동반된 불면증
> 나. 신체장애와 동반된 불면증
> 다. 스트레스로 인한 1개월 이내의 불면증
> 라. 억압을 많이 하는 사람과 잘못된 수면환경

1) 가, 나, 다　　2) 가, 다　　3) 나, 라
4) 라　　5) 가, 나, 다, 라

> **해설** 원발성 불면증은 뚜렷한 신체적, 정신과적 원인 없이 발생되는 정신·생리학적 불면증으로 정확한 원인이 밝혀지지 않았으며, 억압을 많이 하는 완벽주의 성향이 강한 강박성 성격자들이 수면이 자기 뜻대로 조절되지 않을 때 긴장과 불안을 경험할 수 있으며, 잘못된 수면환경은 원발성 수면장애를 더욱 악화시키고 만성화시킬 수 있다.

정답 1-① 2-④

03 신경성 폭식증 환자 간호 시 고려해야 할 사항으로 거리가 먼 것은?

> 가. 음식의 종류와 양을 기록하고, 식사 전후와 식사 시의 느낌을 일기에 쓰도록 한다.
> 나. 매일매일 체중을 측정하고 기록한다.
> 다. 환자가 자신을 수용하고 현실적인 신체상을 갖도록 한다.
> 라. 신체적 활동은 배고픔을 쉽게 느끼게 하므로 가능한 줄이도록 한다.

1) 가, 나, 다 2) 가, 다 3) 나, 라
4) 라 5) 가, 나, 다, 라

 체중과 식사량을 측정하고 기록하는 것은 식사습관에 관한 정보를 주게 되고, 신체적 활동은 폭식행위를 촉진시키는 감정을 해소시킬 수 있으므로 권장해야 되고, 자신의 신체상에 대해서도 받아들이도록 도와야 한다. 그리고 신체적 활동은 폭식행위를 촉진시키는 감정을 해소시킬 수 있으므로 권장해야 한다.

04 신경성 식욕부진 환자에게 적용한 간호 효과에 대한 평가기준이 될 수 있는 것으로만 묶어진 것은?

> 가. 환자의 사회적 위축과 퇴행이 감소된다.
> 나. 타인과의 접촉을 통해 대인관계 기술이 향상되고 협동심, 참여의식이 증가된다.
> 다. 긴장, 불안, 적개심 등을 건설적 방향으로 발산한다.
> 라. 타인의 부적응적 행동을 관찰하여 자신을 돌아보고 교정한다.

1) 가, 나, 다 2) 가, 다 3) 나, 라
4) 라 5) 가, 나, 다, 라

 신경성 식욕부진 환자는 수동적이며, 의존적이고 자기주장적이지 못하며, 타인과의 대인관계에서 위축되어 있으며, 불안이나 화가 나는 상황에서 폭식을 하는 비적응적 행동을 보이고 일부러 토해내기도 한다.

정답 3-④ 4-①

제 10 장
단원 예상문제

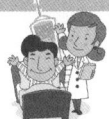

05 다음 중 신경성 식욕부진증과 신경성 폭식증을 정의함에 있어 공통적인 요소로 조합한 것은?

> 가. 왜곡된 신체상
> 나. 음식에 대한 집착
> 다. 낮은 자아존중감
> 라. 극도의 절식과 기아상태

1) 가, 나, 다
2) 가, 다
3) 나, 라
4) 라
5) 가, 나, 다, 라

해설) 신경성 식욕부진증과 신경성 폭식증은 차이점보다 공통점이 많다. 실제 자신이 체질량지수가 정상인 데도 불구하고 뚱뚱하다고 지각하는 '신체상 왜곡'을 보이며, 체중과 음식에 대해 끊임없이 집착한다. 이러한 양상은 이들이 자아존중감이 낮기 때문에 마른 몸매를 강조하는 사회적 압력에 취약하기 때문이다. 극도의 절식과 기아상태에서는 주로 신경성 식욕부진증 환자에서 나타나며, 신경성 폭식증환자들은 극단적 절식을 시도하기는 하나 이에 실패한 환자들이다.

06 다음 중 수면장애에 관한 설명으로 옳은 것은?

> 가. 수면장애는 신체 · 정신적 자극이나 환경자극으로 정상수면을 방해받을 때 나타난다.
> 나. 수면장애의 가장 흔한 증상은 불면증이다.
> 다. 수면장애로 인해 사회 · 문화적, 직업상으로 혼란이 올 수도 있다.
> 라. 수면장애는 주로 정신과적 문제를 가진 사람에게만 일어난다.

1) 가, 나, 다
2) 가, 다
3) 나, 라
4) 라
5) 가, 나, 다, 라

 정상수면을 취하지 못하면 낮에도 잠에만 빠져버려서 사회 · 문화적, 직업상으로 혼란이 일어난다. 일반적으로 수면장애에서는 뚜렷한 신체적 · 정신과적 원인없이 발생되는 원발성 수면장애, 정신장애 관련 수면장애, 신체건강문제로 인한 수면장애 등이 포함된다.

정답 5 - ① 6 - ①

제 10 장 · 섭식장애 (eating disorder)와 수면장애 (sleep disorder)

07 수면장애의 정신·심리적인 측면에서 볼 때 타당치 못한 것은?

1) 불면이 오래 지속되면 피로와 절망감이 느껴져 삶 자체를 극히 무가치하게 느낄 수 있다.
2) 불면은 신경증적 우울증을 일으키는 주 원인이며, 때때로 자살 시도의 선행사건이 되기도 한다.
3) 수면이 쉽게 유도되지 않는 정서적 원인은 두려움, 초조, 죄책감 등이다.
4) 수면장애는 우울증의 주 증상이며, 우울증이 회복된 후에도 지속될 수 있다.
5) 수면부족으로 인해 자기성취나 자아실현에 필요한 에너지, 동기 등이 약화되지 않는다.

> 해설) 수면이 부족한 경우 자기성취나 자아실현에 필요한 에너지, 동기 등이 약화되어 삶의 질이 저하될 수 있다.

08 다음은 수면장애 대상자에 대한 간호 중재 후 평가의 지표가 되는 내용으로만 조합된 것은?

> 가. 주간에는 몸이 나른해질만큼 운동을 한다.
> 나. 낮잠자던 시간에 흥미있는 다른 활동에 몰두한다.
> 다. 긴장완화법을 익힌다.
> 라. 너무 뜨겁지 않은 따뜻한 음료, 알코올이나 카페인이 없는 음료를 마신다.

1) 가, 나, 다   2) 가, 다   3) 나, 라
4) 라   5) 가, 나, 다, 라

> 해설) '가, 나' 항은 주간 활동량을 늘림으로써 밤수면을 잘 취하도록 돕는 것이다.
> '다, 라' 항은 수면을 증진시키는 방법이다.

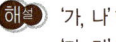

정답 7 - ⑤ 8 - ⑤

제 10 장
단원 예상문제

09 수면장애가 있을 때 benzodiazepine계 약물을 복용한다. 이 약물이 불면증에 가장 좋은 선택 약물(drug of choice)인 까닭은?

1) 다른 수면제와 비교해서 비교적 중독성이 적다.
2) 과다복용 시 인체에 치명적인 결과를 초래한다.
3) 만성 불면증에 효과적이다.
4) 잔류 효과가 없어 불안증이 있는 환자에게 유용하다.
5) 노인이나 알코올 등 다른 약물을 복용하는 사람의 경우에도 활동성 대사산물의 축적이 없다.

> 해설 현재 benzodiazepine계 약물이 수면제 중에서 가장 좋은 선택 약물이라는데 동의하고 있다. 다른 수면제와 비교해서 이는 비교적 중독성이 적고, 과다 복용해서 치명적이지 않기 때문이다.

10 19세 여고생이 대학입시에 실패한 후 음식을 거의 먹지 않다가 한번 먹으면 폭식하고 구토하는 모습을 보였다. 지난 3개월간 무려 17kg이나 감량했음에도 불구하고 아직 5kg을 더 감량해야 한다고 음식을 거부한다. 입술이 갈라져 있을 때 가장 우선적인 간호 중재는?

1) 무력감 해결
2) 영양개선
3) 피부손상 위험성 감소
4) 정신치료
5) 신체상 장애 치료

> 해설 영양상태 변화가 있는 폭식증 환자의 간호에서 가장 중요한 것은 영양 상태를 개선하여 안정시키는 것이다. 체중 증가, 감소의 조절에 대한 기대비율이 확립되어야 하며, 생명을 위협하는 환자들에게는 비위관 투입이나 정맥주사를 이용한 재 급식 중재가 필요하다. 이 때 전문적이고 비판단적, 비권위적으로 대치요법을 적용하여 환자의 수분, 전해질, 영양균형을 이루게 하는 것이 중요하다.

11 수면장애 아동의 수면 전 간호접근 방법은?

1) 수면제 투여
2) 수면 형태 파악
3) 적절한 활동 권장
4) 충분한 영양식이 공급
5) 잠들 때까지 환자 옆에 있는다.

> 해설 아동정신 간호영역에서 중요한 장애인 정신발달지연에서 수면문제가 주요 간호문제가 되므로 수면을 다룰 때는 연령과 관련된 변화를 고려하여야 하며, 야간수면과 더불어 낮잠도 포함하여 24시간 수면 양상을 사정해야 한다.

정답 9 - ① 10 - ② 11 - ②

12 신경성 대식증 환자에게 흔히 볼 수 있는 증상은?

1) 저체중   2) 무월경   3) 우울증
4) 성적 매력에 대한 무관심   5) 갑상샘 기능 이상

> 해설: 1), 2), 4)는 신경성 식욕부진에서 나타남. 5)는 식도 손상, 부정맥, 심근증 등의 합병증은 있을 수 있다.

13 25세 직장여성이 1년 동안 살을 빼기 위해 하루에 한 끼밖에 먹지 않았다. 다이어트와 동시에 이뇨제의 사용으로 1년에 15kg 체중 감소가 있었고, 6개월 동안 월경이 없었다고 한다. 이 환자의 신장은 165cm, 몸무게는 35kg이었다. 치료로 맞는 것은?

가. 정신치료보다 영양 상태 회복이 먼저이다.
나. 수액 섭취량과 배뇨량을 매일 측정한다.
다. 식후 2시간 동안 구토를 막기 위해 옆에서 지킨다.
라. 벤조디아제핀계 약물이 1차 치료제이다.

1) 가, 나, 다   2) 가, 다   3) 나, 라
4) 라   5) 가, 나, 다, 라

> 해설: 약물은 clomipramine, pimozide, chlorpromazine 및 TCA를 사용한다.

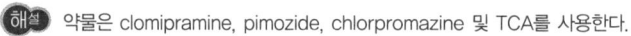

14 다음 중 악몽에 관한 설명은?

1) 수면의 전반부에 나타난다.
2) 다음날 깨어나 거의 기억하지 못한다.
3) 학동기 남아에 흔하다.
4) 환각, 착란 등의 증상이 있다.
5) 불안이나 자율신경의 변화는 별로 없다.

> 해설: 수면부 후반부에 빈번함. 꿈의 내용을 상세히 기억하며, 각성 시 곧 정신이 들고 지남력 유지, 여아에서 2~4배 정도 흔히 발생함. REM 수면억제제인 삼환계 항우울제나 벤조디아제핀 계통의 약물을 사용할 수 있음.

정답 12 - ③   13 - ①   14 - ⑤

Nursing Power Manual

발달장애(developmental disorder) 및 행동장애(behavior disorder)

발달장애	197
행동장애	201
단원 예상문제	205

제 11 장
발달장애(developmental disorder) 및 행동장애(behavior disorder)

01 발달장애 기출 98,00,01,02,04,05,06

학습목표
1. 발달장애의 정의에 대해 설명한다. ★
2. 발달장애의 원인에 대해 이해한다. ★★★★
3. 발달장애의 종류에 대하여 파악한다. ★★★

1 정의

- 발달이 나이에 맞지 않게 매우 늦은 것을 의미, 운동, 언어 등 특정 분야의 발달에 장애가 있는 경우도 있고 전반적인 발달에 장애가 나타나는 경우도 있음.

2 원인

1) 생물학적 요인 : 가족력, 염색체 이상, 미숙아
2) 환경적 요인 : 임신 시의 음주, 부모와 격리된 환경, 부모의 약물 중독

3 종류

1) 자폐장애 (autistic disorder) 기출 2010
　(1) **정의** : 사회적 상호작용, 의사소통 기술 발달의 손상, 제한된 행동양식과 제한된 관심을 보이는 전반적 발달장애

(2) 원인
① 유전적인 요인 : 환자의 형제자매들은 이 확률이 50배나 높은 2~4%임.
② 신경・해부학적 요인 : 해마의 위축, 편도 위축, 소뇌위축, 뇌간 종양
③ 신경・생리학적 요인 : 전정계 결함, 세로토닌 과다설

(3) 특징
① 여아보다는 남아에서 3~4배 더 많이 발생함.
② 여아에서 발생한 경우 증세가 남아보다 심함.
③ 타인에 대한 반응결핍, 사회 접촉에 대한 위축, 심한 의사소통 장애, 생물이나 무생물에 대한 독특한 관심이나 애착, 틀에 박힌 일을 고집하는 등의 행위를 보임.
④ 약 3/4에서 정신지체가 동반됨.
⑤ 인지장애의 경우 가족력이 많음.

(4) 간호
① 대상자는 동일성 유지를 고집하는 특성이 있으므로 일과를 정하여 생활 패턴을 일관성 있게 유지하도록 함.
② 감정표현, 운동, 지각능력 발달을 도모하기 위해서 미술치료를 함.
③ 리듬감각을 활용하여 대상자가 음악적 환경에 친숙해지고 악기 조작을 통해 대상자 스스로의 주도적인 활동을 증진시킬 수 있는 음악치료를 실시하기도 함.
④ 소리에 예민한 반응을 보이는 대상자에게 청각 자극통합 훈련을 통해 청각 자극에 대한 저항과 부작용을 감소시킬 수도 있으며, 다른 문제행동도 동반 향상되었다는 보고도 있으므로 이를 활용해 볼 수 있음.

2) 학습장애(learning disabilities)
(1) 정의 : 듣기, 말하기, 읽기(남아에 많음), 쓰기(남아에 많음), 추론하기, 수학적 능력(여아에 많은 것으로 추정함)을 습득하고 사용하는데 심각한 어려움을 느끼는 장애
(2) 원인 : 선천적 장애, 임신 또는 출산 당시 태아가 받은 충격이나 유해물질 흡입, 농약, 식품첨가물, 대기오염, 부모의 지나친 억압, 성적 호기심에 대한 심한 죄의식 등
(3) 특징
① 정상적인 지능과 신체 상태를 가지고 있으면서도 이해력이 부족함.
② 주의가 산만하거나, 다른 아이들과 원만하게 어울려 놀지 못함.
③ 적절한 치료를 받지 않을 경우 지속적인 학업장애, 빈약한 자아개념, 우울증 등의 후유증이 올 수 있으므로 반드시 치료를 받게 해야 함.
④ 학교가기를 꺼리거나 무단결석, 행동장애를 유발할 수 있음.
⑤ 증상이 유아기부터 나타남.

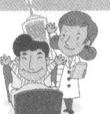

(4) **간호** 기출 2010

① 아동이 완성할 수 있고 성공할 수 있는 활동을 제공

② 활동 시 산만하지 않도록 자리 앉힘.

③ 긍정적 피드백을 지속적으로 자주 주도록 함.

④ 아동의 특별한 재능을 찾아내어 학습 증진에 활용하도록 함.

⑤ 그래프 등을 이용해 하루의 경과를 스스로 볼 수 있도록 함.

⑥ 학습이나 과제에 주의를 집중시키기 위해 아동 가까이에 있도록 함.

⑦ 가능한 한 아동이 혼자 하도록 하며, 필요한 단서나 도움을 줌.

3) 정신지체(mental retardation)

(1) **정의** : 성장기에 지능저하 및 적응장애가 나타나는 것을 특징으로 하는 여러 상태

(2) **원인**

① 분만 전 태내 이상

② 크레틴병이나 몽고증을 유발하는 다운증후군 같은 유전질환

③ 수막염 같은 감염성 질병

④ 대사이상, 신체 기형, 방사선, 납 등의 유독성 물질에 의한 중독

⑤ 머리의 손상, 영양실조 등

⑥ 빈곤으로 인한 경제적, 문화적 결핍

(3) **특징**

① 18세 이전에 발병

② 평균 이하의 지능(IQ 70)이 가장 중요한 증상임.

③ 주의력 결핍장애, 과잉행동, 유아자폐증, 이식증, 정서불안정 등의 이상을 보임.

④ 눈, 귀, 흉부의 비대칭성, 손가락 길이 이상, 자율신경기능부전 등이 발생

⑤ 언어발달이 늦고 사회기술, 대인관계기술, 자기관리에 한계가 있음.

정도	IQ	빈도(%)	학령 전 발달	학령기 교육	성인기 재활
경도	50~70	75~85	감각운동에서 약간의 지연	초등 6학년 수준까지 교육 가능	사회, 직업 기능 수행 때로 지도, 감독 필요
중등도	35~49	10~20	사회적 민감도 저하, 지연	초등 2학년 수준 교육 직업 훈련 가능	보호 환경에서 비숙련 직업 수행, 대개 감독요
중증	20~34	3~4	운동 발달 지연 언어 지연 미약	기본 신변 관리 직업 훈련 불가	전적인 감독하에 자기 유지 가능
극심	20 미만	1~2	뚜렷한 지연	신변 관리에서 보조가 필요	제한적인 신변 관리 전적인 보호 요함

(4) 치료

① 놀이치료에 참가하도록 유도함.
② 인지행동치료 : 주의가 산만하고 행동이 과다한 아동, 규칙을 잘 지키지 않거나 반항적인 아동, 우울하거나 불안한 정서적 어려움을 가진 아동에게 적합한 치료
③ 보호자 상담 및 행동치료 : 부모 혹은 교사의 역할이나 개입을 통하여 아동의 환경과 행동을 변화시키는 데 초점을 맞춤.
④ 집중력 향상 및 사고력 향상을 위한 인지프로그램
⑤ 분노조절 훈련 프로그램
⑥ 기초학습 프로그램 : 글자와 숫자를 인식하고, 수 개념 인식 및 듣기, 말하기, 쓰기 훈련을 병행하여 향후 학교생활에 적응하는 데에 어려움이 없도록 돕는 것
⑦ 심리운동치료 : 움직임 또는 지각활동을 통해 전인적 발달을 도모하여, 자신에 대한 신뢰감을 고취시키고, 타인과의 관계 형성 및 사회성을 발달시키기 위한 치료법

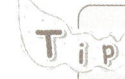

아동의 행동관리

- 아동의 긍정적인 행동에 대해서 따뜻하게 반응할 것
- 얼굴표정, 목소리 높낮이, 그리고 접촉을 이용해 허용적으로 의사 소통할 것
- 아동의 성취에 대해서 적극적으로 반응할 것
- 부정적인 행동이 나타날 때에는 무시할 것
- 불필요한 훈계를 하는 것을 억제할 것
- 부정적인 행동에 대해서 조용하고도 단호하게 반응할 것(예 : "소리 지르지 마라" 조용한 어조로 말할 것)
- 필요할 때 적당하게 중지기법(time out)을 사용할 것(아동의 연령×30~60초) 이것은 비체벌적 양식으로 진행되며, 아동이 충동을 조절하게 하고 문제해결 기술을 이용하도록 돕는 방법으로서 제시됨.
- 아동에 대한 부정적인 표현을 삼갈 것
- 다음과 같은 기술을 사용해서 자주 의사 소통할 것
  부모 또는 치료팀은 경청, 알기 쉽게 이야기하기, 그리고 질문하기
  밤마다 낮 동안 행한 바람직한 행동에 대해 긍정적으로 칭찬하는 시간 갖기(이 때 잘못된 행동에 대해서는 이야기하지 않기)

제 11 장
발달장애(developmental disorder) 및
행동장애(behavior disorder)

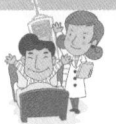

02 행동장애 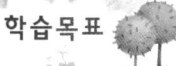 기출 98,01,02,03,04,05

학습목표
1. 행동장애의 정의를 파악한다.
2. 행동장애의 원인을 이해한다. ★
3. 행동장애의 특징을 설명한다. ★★
4. 행동장애를 분류한다. ★
5. 행동장애와 감별진단이 필요한 질병에 관하여 이해한다. ★★
6. 행동장애 대상자의 간호를 계획한다. ★★

1 정의

- 품행장애라고도 불리우며, 사회적으로 옳지 않은 행동을 지속적으로 하는 것

2 원인

- 아동 개인의 특성(성격, 유전, 생리적·생화학적 요인)과 사회·환경적(부모의 정신질환, 신체적, 성적 학대, 부모의 이혼·별거, 부모의 양육태도, 사회·경제적 환경 및 문화) 힘이 상호작용한 것으로 보고 있음.

3 특징

1) 지적 수준이 정상이하이거나 경계선 수준의 지적기능
2) 언어기술의 결함.
3) 판단력 결여와 추상적 사고의 결함.
4) 학습장애 특히 읽기 장애
5) 언어문제로 인해 감정을 표현하는 능력의 결함.
6) 학업성적 부진으로 인한 좌절
7) 다른 사람들과의 공감대가 전혀 없고, 다른 사람들의 감정, 소망, 안녕에 관심이 없음.
8) 다른 사람의 의도를 실제보다 적대적이고 위협적인 것으로 오해함.

4 분류

1) 공격형과 비행형

(1) 공격형
- 주로 폭력, 재산파괴, 다른 사람이나 동물에게의 잔인성을 많이 보임.

(2) 비행형
- 절도, 가출, 거짓말, 방화, 무단결석 등을 주로 보임.

2) 소아기 발병군과 청소년기 발병군

(1) 소아기 발병군
- 10세 이전에 발병, 청소년기 발병군보다 심한 증상을 나타내고, 공격적 범법적 행위를 많이 보임.

(2) 청소년기 발병군
- 10세 이전에 품행장애 특유의 어떠한 진단기준도 충족시키지 않는 경우, 소아기 발병형보다 공격적인 행동이 적고, 정상적인 친구관계를 맺는 경향이 있음.

5 감별 질환 기출 08

1) 반항성 장애
- 권위인물에 대하여 반항적이고, 적대적인 행동을 보이긴하지만, 사회적 규범 및 규율을 위반하는 것과 같은 좀 더 심각하고 지속적인 행동양상을 포함하지는 않음.

2) 주의력부족 과다행동장애
- 지속적인 주의력 산만(집중력이 짧고 쉽게 싫증을 잘 냄) 및 과다활동(증상 중 치료에 가장 먼저 반응), 충동성(참을성이 적고 감정 변화가 많음), 규칙적 행동에 결함을 보이긴 하나 나이에 맞지 않는 사회적 규범을 위반하는 것은 아님.

3) 우울증
- 우울증 환자의 자살시도는 좌절, 분노, 충동성, 고통 때문이지만 행동장애에서는 조종하려는 의도나 자기 파괴적인 행동으로 자신의 고통을 보여주기 위해 시도함.

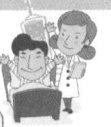

제 11 장
발달장애(developmental disorder) 및 행동장애(behavior disorder)

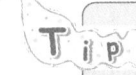 **주의력 부족 과다행동 장애 아동의 특성**

영역	문제점
행동	짧은 주의집중시간, 산만함, 쉬지 않고 움직임, 충동통제 곤란, 파괴적 성향, 소란
사회성	또래관계 형성 곤란, 지시에 대한 불복종, 공격성 / 거짓말 / 도벽, 호전성 / 공손치 못한 말, 자기통제 결여 / 위험성 감수, 사회적 문제 해결 능력 결여
인지	미성숙된 내적언어, 부주의와 산만성, 평균보다 낮은 지능, 양심의 결여, 행동의 결과에 대한 인식 부족
학업	지능에 비해 낮은 성취, 학습장애
정서	우울, 낮은 자존심, 흥분성, 미성숙된 정서통제, 쉽게 좌절함, 예측 불가능 / 쉽게 변화됨.
신체	미성숙된 발육, 대소변 못 가림, 호흡기 질환 및 중이염, 알레르기 발생률이 높음, 미세한 신체이상, 중추신경계 반응 둔화, 통증을 참지 못함, 낮은 운동 협응력 (미세 근육을 활용하는 글씨 쓰기, 가위질, 그림 그리기, 악기 연주 등에 어려움.)

6 치료 및 간호 기출 2010

1) 자신의 스트레스에 대하여 이해하도록 도와줌.
2) 현재의 느낌을 말로 표현하도록 도와줌.
3) 개별상담 및 가족치료를 받도록 함.
4) 부모 기능 강화 프로그램(모임을 통해 경험담을 나누면서 긍정적인 자아감을 형성할 수 있도록 고안한 프로그램)에 참여할 수 있게 함.
5) 음악치료(정서적인 여러 문제들을 다양한 음악적 경험을 통해 치료하고, 자기표현 및 창의력 발달, 운동성 증진과 사회성 발달 도모)를 실시하거나, 참여하게 함.
6) 청소년 사회적응 프로그램(사회성 향상을 통해 자신감과 사회 적응력을 향상시킴으로써 지역사회에서 더불어 살아갈 수 있는 방법을 터득하도록 돕는 프로그램)에 참여하여 대상자로 하여금 자신감을 얻게 도와줌.

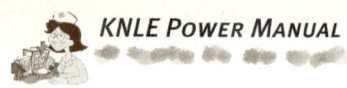

【 정신장애의 종류에 따른 약물치료 】

진단명	사용 약물	진단명	사용 약물
정신지체	antipsychotics, lithium, naltrexone*, propranolol*	기능성 유뇨증	impramine, desmopressin(DDAVP)*
자폐증	haloperidol, fenfluramine*, naltrexone*	정신분열병	antipsychotics
특정 발달장애	piracetam*	기분장애 조증	lithium, antipsychotics
과다운동장애	stimulants, tricyclics, clonidine*, clomipramine*, MAOI*	주요우울증	antidepressants, lithium*, flouxetine*, clomipramine*
행동장애	antipsychotics, lithium, propranolol*, carbamazepine*	강박장애	clomipramine, fluoxetine
분리불안장애	imipramine, benzodiazepines*	외상 후 스트레스 장애	propranolol*
아동기 불안장애	benzodiazepines*, diphenhydramine	수면장애	benzodiazepines, diphenhydramine, imipramine*, hydroxyzine*
뚜렛장애	haloperidol, pimozide, clonidine		

* 아직 아동기 연령이나 혹은 적응증에서 사용이 확립되지 못한 경우

【 소아공포-불안장애들의 특징적 소견과 감별점 】

진단	이별불안장애 (SAD)	사회공포증 (Social phobia)	과잉불안장애 (Overanxious disorder)
지속기간	4주 이상	—	6개월 이상
발병 연령	취학 전 연령-18세	—	—
유발 스트레스	애착대상과의 이별 상황	또래와의 사회적 접촉 상황	수행에 대한 능력 부담이나 자존심 상처가 예측되는 상황
또래 관계	비교적 원만	위축	친구 관계에 지나치게 신경 쓰고 의존적
수면	혼자 못잠, 악몽, 어둠에 대한 공포	간혹 불면증	간혹 불면증
신체 심리 증상	다양한 신체적 증상 호소 (구토·복통·두통·어지러움)	얼굴의 홍조, 근육 긴장	다양한 신체적 증상

SAD : separation anxiety disorder
- 학교거부(school refusal) 증세는 상기 세 질환 모두에서 나타날 수 있으므로 이들 질환의 감별이 필요하다.

【 자폐장애와 반응성 애착장애를 표로 정리하였습니다. 】

분류	자폐장애	반응성 애착장애
정신지체	〉70%	정상 또는 mild MR
부모	정상	병적 정신병리
양육 환경 변화 시	호전 없음	호전됨
영양 상태	나이에 적절	불량, 지연된 발달

제 11 장
단원 예상문제

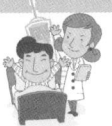

단원 예상문제

01 정신발달 지체아동의 양육에서 지나친 보호가 영향을 미치는 정신·사회적 결함은?

1) 공격적 행위조장   2) 신뢰감 결여   3) 창의성 결여
4) 자발성 결여   5) 적대감 조장

해설) 정신발달 지체아동의 주의력 결핍 및 과잉행동장애, 품행장애, 반항장애 등이 포함되고, 다른 사람들을 괴롭히는 행동이 특징적이다.

02 다음 중 자폐장애를 의심할 수 있는 어린이집 선생님의 말은?

가. 소꿉놀이를 해요.
나. 다른 또래 친구의 말을 앵무새처럼 따라해요.
다. 옆방 물건을 가져오라고 하면 가져와요.
라. 소리를 지르며 발끝으로 걸어요.

1) 가, 나, 다   2) 가, 다   3) 나, 라
4) 라   5) 가, 나, 다, 라

해설) - 사회적 상호관계의 장애, 의사소통 및 언어장애 : 반향어
- 행동장애 : 발가락 끝으로 걷거나, 박수를 치는 행동, 또는 손바닥을 들여다보는 등의 다양한 상동행동, 상상놀이의 결여, 과잉활동, 자해행위
- 지각장애, 정서장애, 지능장애

03 선생님의 지도아래 비숙련 직업의 수행이 가능하며, 초등학교 2학년 수준의 교육이 가능한 정신지체의 IQ는?

1) 20 미만   2) 20~34   3) 35~49
4) 50~70   5) 71~85

해설) ▶ 중등도 정신지체
- IQ 35~49 정도로서 정신연령은 6~9세 정도에 머무르고, 간단한 회화는 되나, 내용이 유치하며 구체적일 뿐, 추상성을 결여하고 있음. 적절한 지도하에 단순한 작업은 가능하여 훈련가능급(trainable group)이라고도 한다.

정답 1-① 2-③ 3-③

제 11 장 · 발달장애(developmental disorder) 및 행동장애(behavior disorder)

04 발달장애 아동의 행동 특성은?

> 가. 언어장애
> 나. 타인에 대한 과한 반응
> 다. 행동장애
> 라. 공포 및 불안

1) 가, 나, 다   2) 가, 다   3) 나, 라
4) 라   5) 가, 나, 다, 라

 ▶ 발달장애 아동의 행동특성
- 사회적 상호관계의 질적인 장애 : 사람에 대한 반응 결여로 유아기 때 미소가 없고, 눈 접촉, 신체적 접촉을 싫어함.
- 의사소통 및 언어장애
- 행동장애 : 신체 부위를 주기적으로 흔드는 등의 상동행위나 고집 부림.
- 지각장애 : 외부자극에 대한 과잉 혹은 무반응
- 정서장애 : 갑작스런 기분변화, 특별한 이유 없이 울거나 웃는 행위
- 기타행동장애 : 주의산만, 자해행위, 불면증, 식사문제, 유뇨 및 유분증

 05 다음 정신지체의 개념에 해당되는 것은?

> 가. ICD-10에 의하면 정신지체란 지능지수(I.Q)가 정상이하(70미만)이다.
> 나. 정신지체는 환경적 요소에 의해서도 발생한다.
> 다. 인지기능의 결함이 있어 완치가 불가능하다.
> 라. 자폐증이 동반되지 않은 정신지체에서는 사람에 대한 반응은 정상적이다.

1) 가, 나, 다   2) 가, 다   3) 나, 라
4) 라   5) 가, 나, 다, 라

정신지체만 있는 경우 사람을 좋아하며, 잘 따르고 자극을 주면 적절히 반응한다.

정답 4 - ② 5 - ⑤

제 11 장
단원 예상문제

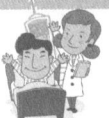

06 반응성 애착장애에 대한 설명으로 올바르게 조합된 것은?

> 가. 태어날 때부터 선천적인 뇌신경손상과 같은 어떤 이상이 있다.
> 나. 일정하게 돌보는 사람이 없거나 있더라도 그 역할을 제대로 수행하지 못한 경우에 발생한다.
> 다. 자폐증과는 임상적인 증상만으로도 구별이 가능하다.
> 라. 정확한 진단을 위해서는 병력의 청취가 중요하다.

1) 가, 나, 다
2) 가, 다
3) 나, 라
4) 라
5) 가, 나, 다, 라

 이 질환은 아동 자신은 이상이 없으나 성장하는 과정에서 환경의 이상이 있기 때문에 애착관계의 이상을 나타내는 질환이다. 자폐증과의 구별은 임상적인 증상만 가지고는 구별할 수 없으나, 병력상 성장하는 과정에서 어떠한 환경에서 성장하였는가가 구별할 수 있는 단서가 된다.

07 초등학교에 입학하기 전부터 주의력 결핍 및 과잉행동장애로 진단받은 철이는 학업성취도는 낮았으며, 친구들도 제대로 사귀지 못하였고, 중학교에 들어오면서 우울증 증상을 보이기도 한다. 정신과에 근무하는 간호사가 철이를 도와주기 위해 내릴 수 있는 가장 적절한 간호 진단은?

1) 주요 우울증
2) 청소년기 주의력 결핍장애
3) 불안과 관련된 감각지각장애
4) 낮은 자존감
5) 외상성 사건과 관련된 무력감

 주의력 결핍·과잉행동장애를 가진 청소년들의 경우 인지적 역기능, 반사회적 행동, 성취 수준의 저하, 우울증, 낮은 자존감 등을 갖는데, 그 중 간호사가 도와주기에 가장 적절한 것은 낮은 자존감이다.

정답 6-③ 7-④

주의력 결핍장애 아동에게 놀이요법을 제공하려고 한다. 이 놀이요법의 치료적인 목적 및 의미로 적절하게 조합된 것은?

> 가. 아동은 자신의 생각, 감정, 희망, 공포 등을 말로 표현하는 것이 어렵기 때문에 놀이요법은 효과적이다.
> 나. 장난감은 아동과 치료자 간의 의사소통을 하게 하는 중간매체이다.
> 다. 놀이요법을 통해 드러나는 행동을 관찰하고 내적 감정들과 어떤 관계가 있는지 파악할 수 있다.
> 라. 놀이요법을 통해 평소 충족되지 못했던 타인의 관심을 끌 수 있다.

1) 가, 나, 다
2) 가, 다
3) 나, 라
4) 라
5) 가, 나, 다, 라

해설 놀이요법은 아동이 가장 좋은 조건에서 성장을 경험할 기회를 제공한다. 놀이는 아동이 자기표현을 위한 자연스러운 매체이다. 놀이요법의 목적 중의 하나는 아동의 행동을 관찰하고 내적 감정들이 행동과 어떤 관계가 있는지를 파악하는 것이다.

 품행장애의 정의를 설명한 것 중 틀린 것은?

1) 부정적이고 적대적이며, 반항적 행동을 보이나 타인의 권리를 침해하지는 않는다.
2) 자신의 행동에 대한 죄책감, 양심의 가책 등이 결여되어 있다.
3) 가출이나 무단결석 등이 13세 이전부터 시작된다.
4) 적개심 혹은 거절감과 같은 감정을 행동화한다.
5) 타인에 대한 신체적 폭력이나 반사회적 행동을 지속적이고 반복적으로 한다.

해설 품행장애는 그 연령에 맞는 사회규범과 규율에 어긋나는 행동과 다른 사람의 기본권리를 침해하는 지속적이고 반복적인 행동을 말한다. 반면에 반항성 장애는 품행장애 아동의 행동과 같은 행동을 보이기는 하지만 자기 나이에서는 기준을 벗어난 월권행위를 하거나 타인의 권리를 침해하지는 않는다.

정답 8-① 9-①

제 11 장
단원 예상문제

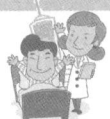

10 남의 물건을 훔치고, 불을 지르고 도망치며, 유리창을 부수는 12세 대상자가 있다. 적절한 간호 중재가 아닌 것은?

1) 일관성 있는 규칙을 만들어 준다.
2) 긍정적으로 자아상이 회복되도록 한다.
3) 아동학대가 있는 가정인 경우 조직화된 환경을 접하도록 한다.
4) 문제해결 능력을 개선시키는 상담을 한다.
5) 경찰을 통해 중재하도록 한다.

 품행장애 대상자는 다각적 간호프로그램을 운영하는 것이 좋다. 가족, 지역사회 자원을 이용하여 조정하는 것이 최상이다. 환경적으로 일관성 있는 규칙을 만들어 다양한 문제행동을 조정한다. 안정된 환경에서 지속적, 일관적 사랑을 제공하여 긍정적 자아상을 회복하도록 하고, 가정 분위기가 무질서하거나 아동 학대가 있는 경우는 가정으로부터 분리시켜 일관성 있고 조직화된 환경에 접하게 하는 것이 좋다. 일상생활에서 장기간의 부적응상태를 보일 때는 문제해결능력을 개선시키는 개인정신치료도 필요하다.

11 틱 장애에 대한 설명으로 옳은 것은?

> 가. 틱 장애란 일반적으로 긴장과 스트레스를 계속 경험하는 7~9세의 학령기에 흔하다.
> 나. 틱 장애는 운동 틱과 음성 틱으로 나타날 수 있다.
> 다. 운동 틱은 눈깜작거리기, 어깨, 움츠리기, 얼굴 찡그리기, 손짓행동 등이다.
> 라. 음성 틱은 헛기침 하기, 꿀꿀거리기, 킁킁거리기, 콧바람불기, 외설증, 방향언어증 등이다.

1) 가, 나, 다   2) 가, 다   3) 나, 라
4) 라   5) 가, 나, 다, 라

해설 아동에게 뚜렷한 목적없이 어떤 근육군이 갑작스럽고 빠른, 반복적, 비율동적, 상동증적인 운동 또는 음성이 나타나는 것이다. 틱은 운동 틱과 음성 틱으로 나눌 수 있다. 운동 틱은 눈깜작거리기, 목을 경련하듯이 갑자기 움직이기, 어깨 움츠리기, 얼굴 찡그리기, 기침하기, 얼굴 표정짓기, 손짓하는 행동, 뛰어오르기, 만지기, 발구르기 등과 같은 운동 틱과 헛기침하기, 꿀꿀거리기, 킁크거리기, 콧바람불기, 관계없는 단어나 구절 반복하기, 외설증, 동어반복증, 반향언어증과 같은 음성틱이 있다.

정답 10 - ⑤ 11 - ⑤

12. 다음 뚜렛장애에 대한 설명으로 옳은 것은?

> 가. 다양한 운동 틱으로 머리, 몸통, 상하지에 나타난다.
> 나. 음성 틱은 꿀꿀거리기, 킁킁거리기, 헛기침하기 등이 나타난다.
> 다. 흔히 나타나는 연령은 2~8세이고, 7세를 전후해서 가장 흔하다.
> 라. 외설증, 반향언어증이 나타날 수 있다.

1) 가, 나, 다 2) 가, 다 3) 나, 라
4) 라 5) 가, 나, 다, 라

해설) 뚜렛장애란 1885년 프랑스의 Gilles de la Tourette이 처음으로 보고한 틱장애의 일종으로, 2~18세에서 나타나며, 7세를 전후하여 가장 많이 발생하는 다양한 운동 틱, 1가지 또는 그 이상의 음성 틱, 외화증, 반향언어증이 나타나는 증후군을 말한다.

13. 유분증 환아의 행동 특성으로 조합되어 있는 것은?

> 가. 최소한 3개월 이상 적당한 장소가 아닌 곳에 불수의적으로나 고의로 대변을 보는 것이다.
> 나. 냄새 때문에 열등감이 많고 배척감을 느낀다.
> 다. 유분증 환아는 대체로 정신지체나 행동장애, 특히 유뇨증이 동반되는 수가 많다.
> 라. 부모에 대한 분노의 표현이거나 적대적 반항장애의 능동 공격적인 복수의 형태이다.

1) 가, 나, 다 2) 가, 다 3) 나, 라
4) 라 5) 가, 나, 다, 라

해설) 유분증은 부모에 대한 불만, 두려움, 분노 등의 억합된 감정으로 수동공격적인 복수의 형태이다.

정답 12 - ⑤ 13 - ①

제 11 장
단원 예상문제

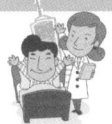

14 배설장애의 특성을 설명한 것으로 적절한 것은?

> 가. 배설기능의 정상적인 발달 단계는 야간에 대변을 가리며 → 주·야간에 대변을 가리며 → 주·야간에 소변을 가리고 → 야간에 소변을 가리는 순서로 발달된다.
> 나. 유분증이란 진단을 내리기 위하여는 최소한 4세 이상이어야 한다.
> 다. 유뇨증이란 진단을 내리기 위하여는 최소한 5세 이상이어야 한다.
> 라. 유분증과 유뇨증 모두 여자보다 남자에게서 더 흔하게 나타난다.

1) 가, 나, 다   2) 가, 다   3) 나, 라
4) 라   5) 가, 나, 다, 라

해설
- 배설장애란 일정기간 동안 대변과 소변을 가리는 행동에 장애가 있는 유분증과 유뇨증을 말한다.
- 유분증이란 연령이 최소한 4세 이상이어야 하고, 최소한 3개월 동안 적당한 장소가 아닌 곳에다 불수의적으로나 고의적으로 대변을 보는 것이고, 유뇨증이란 나이가 최소한 5세 이상이어야 하고, 반복적으로 불수의적으로나 고의로 소변을 옷이나 침대에 보는 것으로 최소한 3개월 동안 일주일에 2회 이상 소변을 못 가리는 경우를 의미한다. 여자보다 남자 아동에게서 더 흔한데 주간 유뇨증은 여자에게 보다 흔하다.

15 주의력부족 과다행동장애를 치료할 때 가장 먼저 반응하는 증상은?

1) 주의산만   2) 학습장애   3) 과다행동
4) 충동 조절장애   5) 강박적 행동

해설 대개 과다활동은 쉽게 소실되나 주의력 감소와 충동조절 문제는 오래 지속되는 수가 많다.

정답 14 - ① 15 - ③

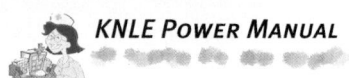

참고문헌

대한간호학회 정신간호학회(1999). 정신간호학 참고교재 V, 대한간호협회
이경순 외(2007), 정신건강간호학, 현문사
이광자 외(2006), 정신간호총론, 수문사
강박장애(http://100.empas.com/dicsearch/pentry.html?s=B&i=110815&v=45)
광장공포증(http://user.chollian.net/~pain7575/agor.html)
대인공포증(http://100.empas.com/dicsearch/pentry.html/?s=B&i=123965)
반항성장애(http://search.empas.com/search/all.html?z=A&q=%B9%DD%C7%D7%BC%BA%C0%E5%BE%D6&qn=&s=&f=&bd=&bw=&tq=)
범불안장애(http://blog.daum.net/khj630515/5763030)
오이디푸스 콤플렉스(http://kr.dic.yahoo.com/search/enc/result.html?p=%BF%C0%C0%CC%B5%F0%C7%AA%BD%BA+%C4%DE%C7%C3%B7%BA%BD%BA&pk=16413700&subtype=&type=enc&field=id)
외상후스트레스장애(http://user.chollian.net/~ahndante/ptsd.htm)
충동조절장애(http://educategory.encyber.com/search_w/ctdetail.php?masterno=795868&contentno = 795868)
틱 장애(http://kdaq.empas.com/qna/382168)
ADHD(http://www.adhd.or.kr/class/class_1_1.jsp)

KNLE Power Manual 정신간호학 INDEX

☞ 찾아보기

1차 사고 과정 · 89
anticonvulsant · 116
Bern · 23
Borderline PD · 48
carbamazepine · 117
Chlorpromazine · 103
Erikson · 46
Freud · 45
Lithium · 116
Mahler · 48
Peplau · 17
PIE or APIE · 29
SAD · 204
SOAPIE (문제중심기록) · 28
Sullivan · 47
valproate · 117
갈렌 · 14
감정표현상실증 · 97
강박성 인격장애 · 146
강박장애 · 131
개방적 질문 · 67
건강염려증 · 142, 147
격리 · 43
경계선 침해 · 62
경계성 인격장애 · 145
경청 · 67
공감 · 60
공격자와 동일시 · 43
공격형 · 202
공상 · 44
공포장애 · 128
공황 · 127
공황장애 · 129
과잉불안장애 · 204
관음증 · 160
광장공포증 · 129
교차내성 · 162
구강기 · 45
구체적 사고 · 89
금단 증상 · 162
기분부전장애 · 114
기분순환장애 · 115
기아증 · 160
기억 및 인지장애 · 175
남근기 · 45
내성 · 162
내용 설명 · 68
노출증 · 160
대리형성 · 43
대인관계 모형 · 20
도시증 · 160
돌봄 · 60

동성애 · 161
동일시 · 43
딕스 · 16
라제스 · 15
러시 · 16
로저스 · 11, 12
리처드 · 17
리튬 · 116
마술적 사고 · 89
망상 · 100
매슬로우 · 11, 12
메닝거 · 20
메두나 · 17
메스머 · 16
명료화 · 67
무감동 · 97
무의식 · 40
무조건적인 긍정적 관심 · 61
물질남용 · 162
물질의존 · 162
물품음란증 · 160
미분화형 신체장애 · 142
반동형성 · 43
반사회적 인격장애 · 145
반영 · 68
반응성 애착장애 · 204
발달 장애 · 197
방어기전 · 42
범불안장애 · 130
베르니케-코르사코프 증후군 · 164
베일리 · 17
보상 · 44
보속증 · 90
복장도착적물품음란증 · 160
부정 · 44
분열성 인격장애 · 145
분열형 인격장애 · 145
불안장애 · 125
블로일러 · 17
비니 · 17
비약 · 90
비언어적 의사소통 · 67
비행형 · 202
사고의 비약 · 90, 95
사회공포증 · 204
사회적 모형 · 21
상징화 · 44
상호 인간관계 · 20
상황 · 43
설리반 · 17
섬망 · 174
섭식장애 · 183
성기기 · 45
성장애 · 159
성적 가학증 · 161

성적 피학증 · 160
세르레띠 · 17
소아기호증 · 160
수간 · 161
수면장애 · 187
순환성 장애 · 115
승화 · 42
신경성 식욕부진증 · 184
신경성 폭식증 · 185
신뢰 · 60
신어조작증 · 90, 95
신체변형장애 · 142
신체적 의존 · 162
신체형 장애 · 139
신체화 장애 · 140
실서증 · 174
실어증 · 173
실인증 · 173
실존적 모형 · 21
실행증 · 173
심리적 의존 · 162
안나 프로이트 · 20
알코올 관련 장애 · 163
알코올성 건망 장애 · 164
애스클레피아데스 · 14
양극성 장애 · 113
억압 · 42
억제 · 42
언어적 의사소통 · 67
에릭슨 · 20, 46
역전이 · 62
오이디푸스 콤플렉스 · 46
와이어 · 16
외상 후 스트레스 장애 · 132
요한 웨이어 · 15
우울장애 · 111
우회증 · 90, 95
원본능 · 40
융 · 17, 20
의사소통 모형 · 23
의식 · 39
의존성 인격장애 · 146
이별불안장애 · 204
이성복장착용증 · 160
인격장애 · 143
인지불능증 · 96
임호텝 · 14
자기애성 인격장애 · 146, 147
자기인식 · 58
자아 (ego) · 41
자폐 장애 · 197, 204
자폐적 사고 · 89, 95
잠복기 · 45
저항 · 61
전기경련요법 · 165

213

전문성 · 60
전의식 · 40
전이 · 61
전환 · 44
전환 장애 · 141
절편음란증 · 160
접촉 도착증 · 161
정신건강증진 · 13
정신 성적 이론 · 45
정신분석 모형 · 19
정신분열병 · 93
정신역동 · 39
정신지체 · 199
지리멸렬 · 90, 95
직면 · 68
진실성 · 60
착각 · 96
초자아 (superego) · 41
촉진요인 · 60
취소 · 44
치료자의 요건 · 58
치료적 인간관계 · 57
치매 · 173
쾌감상실증 · 97
크레펠린 · 16
클라인 · 20
클로르프로마진 · 17
탐닉 · 162
토큰활용법 · 22
통증 장애 · 141
퇴행 · 43
투사 · 42
튜크 · 16
파라셀서스 · 15
파피루스 · 14
편집성 인격장애 · 145
품행 장애 · 201
프로이드 (트) · 16, 45
플라토 · 14
피넬 · 16
피드백 · 66
하니 (K. Horney) · 20
학습 장애 · 198
합리화 · 42
합일화 · 43
항문기 · 45
항정신병약물 · 102
해리 · 44
행동모형 · 22
행동장애 · 201
환각 · 96
회피성 인격장애 · 146
후롬-라히만 · 20
히스테리성 인격장애 · 146, 147

히포크라테스 · 14

Power Manual of 정신간호학

이 책은 간호대생들을 위한 도서로서 yedangbook.co.kr **로도** 구매할 수 있습니다.

편저	김연희 외 엮음
발행일	2013년 2월
펴낸이	최경락
펴낸곳	예당북스
신고번호	제 25100-2000-8호
주소	서울시 강동구 명일동 243-1 2층 Tel : 02)489-2413 　　　 3427-2410 Fax : 02)2275-0585
이메일	yedang@yedangbook.co.kr
ISBN	978-89-94355-89-4 978-89-94355-83-2(세트)

도서구매 대표전화
전화번호 : 02)489-2413
팩스번호 : 02)2275-0585

- 잘못된 책은 본사와 서점에서 바꾸어 드립니다.
- 본사의 허락없이 임의로 내용의 일부를 인용하거나 전재, 복사는 행위를 금합니다.
- 책값은 뒤 표지에 있습니다.